GREEN LIGHT DIET
그린 라이트 다이어트

머리말

　많은 사람이 다이어트는 평생 해야 한다고 말한다. 그뿐만 아니라 시간과 돈도 많이 들이고, 운동도 꼬박꼬박해야 한다고 조언한다. 하지만 일상에서 실천하는 일은 너무 어렵다. 어렵기도 하고 실천하지 못할 경우 정신적 스트레스가 동반되기도 하며, 자존감도 떨어진다.

　다이어트에 관심이 커진 만큼, 정보가 넘쳐난다. 그만큼 잘못된 상식도 많다. 잘못된 상식과 정보로 인해 요요가 오는데, 이때 경험하는 실패와 무력감은 "나는 다이어트에 안 맞는 사람인가 봐."라고 생각하게 만든다.

　다이어트를 돌아보자. 다이어트는 건강이 우선이다. 몸이 마르거나 비만인 경우, 내장 지방이 쌓여 배만 나온 경우에 다이어트를 권장한다. 비만일 경우에는 독소가 쌓이고 염증 물질이 분비될 수 있으니 더욱더 다이어트 하길 권장한다. 하지만 다이어트를 하느라 건강을 해친다면 이해가 되겠는가?

　나는 혹독한 다이어트로 인해 폭식증, 섭식장애, 우울증, 대사증후군, 생리불순까지 겪었다. 혼자 이겨내겠다는 생각으로 버텼지만 결국 바닥까지 떨어졌다. 다이어트의 규칙을 정해놓고 의지가 약해 지키지 못하는 경우 스스로를 자책했다. 스트레스가 쌓이니 폭식증이 왔고, 이어

섭식장애로 발전했다. 특히 폭식증 같은 경우에는 혼자 있는 시간에 찾아왔다. 남들과 있을 때는 규칙을 철저히 지키다가도, 혼자 있는 시간이 되면 견디다 못해 폭식으로 이어졌다. 망가지는 몸을 그냥 둘 수 없어 심층적으로 나와 다이어트를 분석했다. 연구하며 운동을 병행하며 다시 몸을 회복시키려고 노력했다. 노력하고 공부한 만큼 지식도 노하우도 누적할 수 있었다.

나는 단 하나의 생각에 도달했다. "다이어트는 의지가 약해서 실패하는 것이 아니다." 무지했기 때문이고, 나와 어울리지 않는 규칙을 만들었기 때문이다. 나는 이 책을 통해 나의 지식과 노하우를 나누고 싶어졌다. 다이어트 실패, 요요, 더 나아가 폭식과 섭식장애를 겪는 분들에게 탈출의 문을 열어주고 싶다.

내가 이겨냈으니, 당신도 할 수 있다.

차례

머리말

1. 날씬한 여자들의 비법
몸매 좋고 날씬한 인플루언서의 비법   9

2. 다이어트는 왜 이렇게 어려울까?
나의 다이어트 실패기   14
날씬해지고 싶다면 내 몸에 맞는 다이어트를 하자   26
다이어트에 매번 실패하고 요요가 오는 이유   28
피트니스 챔피언이 섭식장애라니?   29
통제를 지속할 수 없다!   33

3. 실패하는 다이어트, '레드 라이트'
정말 내가 잘못해서 안 빠지나요?   38
사회가 부추기는 다이어트   43
다이어트 압박의 결과   51

4. 정신에 그린 라이트 켜기

   더 이상 숙제처럼 다이어트 하지 말자   66

   다이어트에 대한 막연한 환상 벗기기   68

   자기를 사랑하는 연습   74

5. 식사에 그린 라이트 켜기

   매일 먹은 음식을 기록하고 감사하자   86

   유연한 계획 짜기   88

   습관 만들기   90

   여러 음식을 동시에 섭취하지 말기   91

   식사 규칙 벗어나기   93

   자유에 익숙해지기   95

   감정으로 대하는 식사   97

   식사가 나에게 필요한가 따져보라   98

   식사 결정하기   100

   감정별 대처법   101

시간 정하기 107

공복에 익숙해지기 109

한 끼를 한 끼답게 112

혈당 관리 119

대사에 따른 처방 139

식사 환경 조성 140

6. 운동으로 그린 라이트 켜기

자신에게 맞는 운동하기 144

mbti별 운동법 146

과한 운동 150

부위에 맞는 운동 방법 152

7. 다이어트할 때 많이 하는 질문 **223**

8. 부록

다이어트 도중 외식 팁   235

다이어트 도중 간식 팁   240

다이어트 도중 음주 팁   243

다이어트 도중 소스 팁   245

음료 다이어트 메뉴 정리   246

케이크 메뉴 정리   257

다이어트 시 빵 섭취 가이드   260

디이이트 시 파스타 섭취 가이드   269

다이어트 시 떡볶이 섭취 가이드   272

에필로그   275

1.
날씬한 여자들의 비법

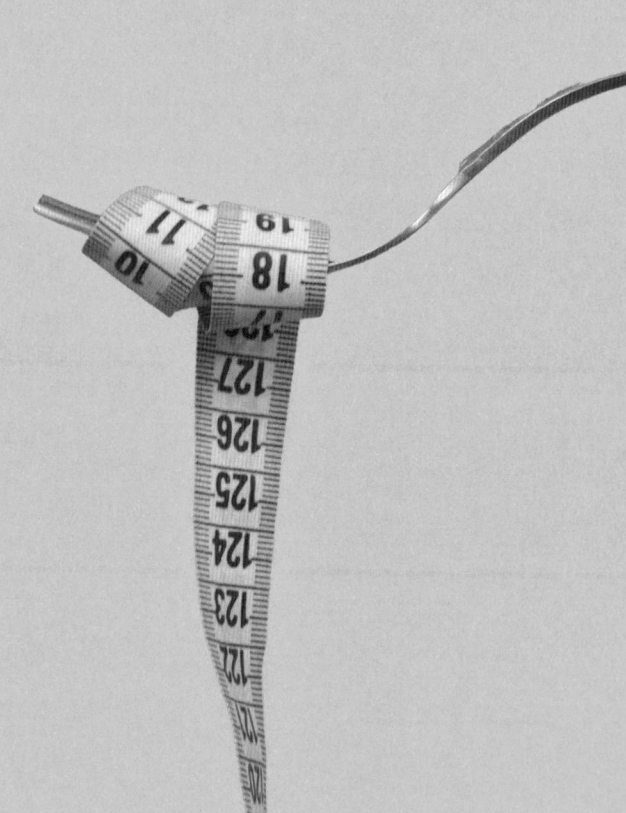

몸매 좋고 날씬한
인플루언서의 비법

인스타그램을 보면 날씬하고 예쁜 여자가 많다. 자연스럽게 관심이 가 사진을 클릭하게 된다. 아름다움에 대한 인간의 본능이다. 나도 그들을 따라 운동과 예쁜 몸매를 주제로 인스타그램을 운영했다. 팔로워가 1만까지 늘었다. 이상적인 몸매에 대한 욕심이 커졌고, 화려한 사진으로 인스타그램 피드를 채워나갔다.

인플루언서 친구들 몇 명과 함께 2박 3일을 여행을 간 적이 있다. 운동도 안 하고 식단도 안 하는 친구가 있었는데, 몸매가 완벽했다. 그가 어떻게 몸매를 유지하는지 궁금해졌다.

"너는 몸매 관리 어떻게 해? 혹시… 다이어트 약 먹어?" 조심스레 물었다.

친구는 솔직했다. 이전에는 살 때문에 스트레스를 받아 다이어트 약을 복용했지만, 먹을 때마다 감정 조절이 힘들어서 남자 친구와 심하게 다툰 후 약을 끊고 식단 조절만 한다고 했다.

"음식으로는 어떻게 조절해?"

궁금했던 질문을 하나씩 던졌다. 예전에는 주어진 음식을 다 먹었다면 지금은 반만 먹거나 맛을 보는 정도로 끝낸다는 것이다. 최대한 아침을 늦게 먹고, 첫 끼를 많이 먹지 않는다고 덧붙였다.

"그렇게 적게 먹으면 자꾸 뭐가 먹고 싶지 않아?"

"그럼 또 먹으면 되지? 근데 나는 당장 살 빼는 것보다 예뻐지는 데 투자해. 가끔 입맛이 돌 때는 예쁜 옷을 생각해. 그러면 입맛이 떨어지는 것 같고."

친구는 다이어트에 집착하지 않았다. 그보다 아름다움이라는 궁극적인 목표를 바라보았다. 이후에도 몸매가 좋은 사람들을 만나 물어보면, 다이어트보다 다른 외적인 요소를 더 많이 생각한다고 했다. 놀라운 사실은 그들 모두 자신이 행복한지 꾸준히 점검한다는 것이다.

방송 활동을 하면서는 연예인과 인플루언서 지인이 생겼다. 모두 한결같이 얼굴도, 몸매도 예뻤다. 그중에서도 친하게 지내는 배우 언니가 있는데, 10년이 지나도 날씬한 몸매를 유지하고 있었다. 내가 다이어트 요요로 10kg 증감을 반복하고, 폭식에 빠져 괴로워하는 순간에도 언니는 한결같이 날씬했다. 몸매 관리를 어떻게 하는지, 음식은 무엇을 먹는지, 다이어트 스트레스는 없는지 궁금했다.

"언니는 어떻게 몸매가 한결같이 좋아요?"

"다이어트는 수단이야. 목표로 삼아서 스트레스를 받으면 안 돼. 다이어트 때문에 스트레스받은 적도 있지만, 불필요한 걱정이었어. 삶을 멋지게 가꾸는 것이 더 중요했거든. 내 삶을 멋지게 가꾸기 위해 운동을 하고, 내 몸을 사랑하고, 좋은 것만 먹으려고 노력해."

언니의 생활을 되짚어 보았다. 매일 밥을 먹듯 꾸준히 운동했다. 멋지고 행복한 삶을 가꾸기 위해서였다. 무겁고 힘겨운 운동은 하지 않았다. 되려 쉽게 할 수 있고 자신에게 알맞은 운동을 선택했다. 기구가 필요 없는 맨몸 운동을 했다.

다이어트에 대해 다시 생각했다. '다이어트는 건강을 위한 수단일 뿐이지, 건강보다 앞설 수 없구나.' 언니의 말에 비추어보니 내 방식에 문제가 있었다. 나는 다이어트를 할수록 힘들었고, 몸 상태도 나빠졌다. 건강을 잃고 나서야 알았다. 내가 다이어트 중독이었다는 사실을.

피트니스 선수가 된 이후로 몸매 변화에 예민하게 반응했다. 조금만 살이 쪄도 불안했고 스트레스를 받았다. 몸매에 대한 욕구뿐 아니라 건강하고 날씬해야 피트니스 선수를 계속할 수 있었기 때문이다. 매일 아침 몸매를 확인하며 조금이라도 지방이 끼면 2시간씩 공복 유산소를 했다. 혹독한 관리의 결과는 강박이었다. 나를 깎아 다이어트를 한 셈이다.

28살부터 31살까지는 해 보지 않은 다이어트가 없다. 온갖 운동과 식이 요법을 감행했는데도 만족할 만한 결과를 얻지 못했다. '조금만 더

하면 빠질 것 같다.'는 생각은 나를 미치게 했다. 어떤 음식을 봐도 칼로리 계산부터 했고, 멀리해야 할 대상으로만 보였다. 매일 샐러드만 먹었고, 일반식을 먹으면 구토하는 식이장애도 겪었다. 그 와중에도 살을 빼겠다고 다이어트 약을 먹었다. 그 결과 식욕은 감퇴했지만, 손이 떨리고 불안했다. 정신이 온전치 않았다. 한약을 먹고 나서는 두 번이나 쓰러졌다. 다이어트 강박은 서서히 생활을 무너뜨렸다. 그 사실을 알았을 땐 이미 너무 많은 부분이 무너져 있었다. 단단히 잘못됐다고 느꼈고, 무엇보다 음식을 바라보는 왜곡된 시선을 바로잡고 싶었다.

    음식을 먹는 태도는 삶을 대하는 태도다. 평생 먹어야 할 음식의 양은 정해져 있다고 한다. 빨리, 많이 먹는 만큼 수명이 단축된다는 뜻이다. 음식을 과하게 먹는지, 함부로 먹는지, 빨리 먹는지 생각해 보자. 우리는 음식을 먹는 동안 다른 생명에 빚을 진다. 음식을 대하는 태도는 다른 생명을 대하는 태도이고, 결국 스스로를 대하는 태도가 된다. 식이와 식단을 넘어 삶을 바라보아야 한다. 살이 쪘다고 해서 삶이 끝나는 것도 아니다. 다이어트에 대한 잘못된 인식으로 고통받고 있을 독자들을 위해, 숱한 시행착오를 거쳐 성공한 나의 이야기를 담았다. 나와 같은 실수를 반복하지 않기를 바라며 반드시 성공하여 건강한 삶을 살아가기를 바란다.

2.
다이어트는 왜 이렇게 어려울까?

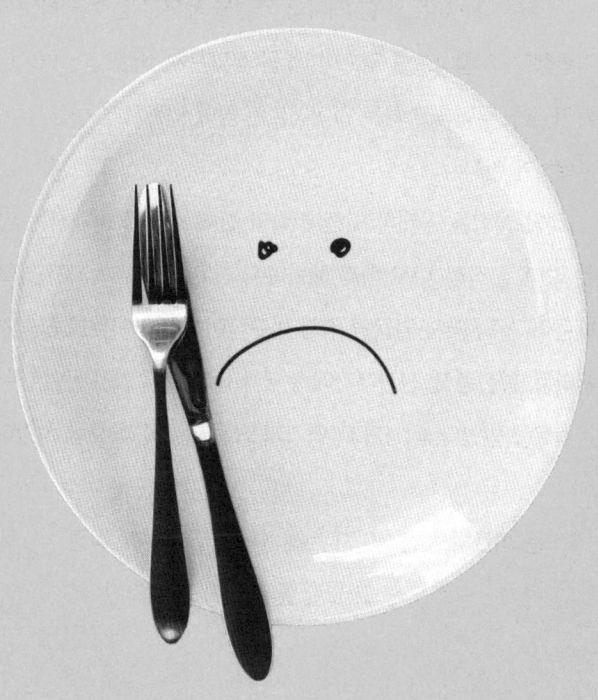

나의 다이어트
실패기

다이어트가 라이프 스타일이라는 것을 깨닫기 전까지, 효과가 좋다는 방법은 전부 시도했다. 한결같이 실패했다. 물론 아예 성과가 없지는 않았다. 실패가 없었다면, 몸에 잘 맞는 다이어트를 찾을 수 없었을 것이다. 이 글을 읽는 모든 분들이 같은 실수를 반복하지 않기를 바란다.

새로운 다이어트를 할 때마다 가설을 세우고 검증을 하며 장단점을 기록했다. 시행착오를 겪으며 내 몸에 맞는지, 어떤 증상이 나타나는지 확인했다. 무턱대고 하는 다이어트는 감에 의존하게 하고, 같은 실패를 반복하게 한다.

해당 실험을 공개하기 전에 나의 신체 스펙을 공개하는 편이 좋을 것 같다. 무작정 '나도 따라 해봐야지.'라고 생각할 독자가 있을 것이기 때문이다. 나 역시 남들을 따라 마구잡이식 다이어트를 하다가 갑상선 저하증, 항진증 및 신진대사에 문제가 생겨 오랜 기간 동안 대학 병원에서 치료를 받았다. 대사가 다 망가져 되돌리는 데 꽤 오랜 시간이 걸렸다.

나는 피트니스 선수이자 트레이너였다. 때문에 다른 사람에 비해 근육량이 많다. 체력도 좋고 오랜 훈련을 해와서 다이어트에 실패해도 비교적 부작용이 적었다. 훈련을 위해 클린식이라고 알려진 식단도 오래했다. 양념하지 않은 식단, 생채소를 먹거나 양념을 물에 씻어 먹었다. 입맛이 민감해질 수밖에 없었다. 조금만 짠 음식을 먹더라도 혀가 예민하게 반응했다. 햄버거나 부대찌개를 먹으면 눈에 띄게 부었다. 손발이 퉁퉁 부어, 반지도 빠지지 않았다. 다이어트 경험이 많으니 몸이 보내는 신호도 쉽게 읽을 수 있었다. 이에 비해 처음 시작하는 독자들은 가설을 세우고, 검증을 하는 과정에서 과도하게 자신을 밀어붙일지 모른다. 다이어트에 익숙하지 않은 사람이라면 아래의 방법들을 참고해 다이어트를 하기 바란다.

◯ No 오일 다이어트

오일이 들어간 음식은 아예 먹지 않았다. 특히 튀긴 음식을 아예 먹지 않았다. 고칼로리에 고지방은 물론, 트랜스 지방이 나쁜 콜레스테롤 수치를 높이고 체내 염증을 촉진시킨다는 말을 듣고 오일 자체를 완전히 배제했다. 몸에 좋은 불포화지방산인 올리브 오일, 아보카도, 코코넛 오일도 칼로리가 높다는 이유로 섭취하지 않았다. 먹을 수 있는 음식이 현저히 줄었다. 기름으로 조리한 음식하면 치킨과 튀김을 먼저 떠올리겠지만, 팬에 하는 대부분의 요리도 그렇다. 계란 후라이도 오일 없이 조리하다가 몇 번을 태웠다.

장점

튀긴 고칼로리 식품을 끊으니 살이 쪄도 미운 살이 덜 쪘다. 예를 들면 겨드랑이 부유방, 허벅지 안쪽 살, 옆구리 살 등 지방을 제거하는 데 확실히 효과가 좋았다. 피부도 눈에 띄게 좋아졌다. 튀긴 음식을 먹지 않으니 뾰루지나 여드름이 올라오지 않았다.

단점

생리가 불규칙해졌다. 점차 월경을 하는 횟수가 적어지다가, 결국 생리를 하지 않았다. 오일은 여성 호르몬을 만드는 역할을 한다. 오일을 제한하다보니 몸의 균형이 무너졌다. 적절한 영양분을 섭취해야 하는데 그러지 못했다. 처음 다이어트를 시작하고는 피부가 좋아졌지만, 시간이 지날수록 여성 호르몬이 감소해 피부가 푸석해졌다.

○ 저탄고지 다이어트

단백질과 지방으로만 구성된 식단으로 탄수화물 섭취를 제한하는 방법이다. 일반식을 먹을 때 얼마나 행복할 수 있는지 알게 해준 방법이다. 탄수화물을 제한하는 방법이지만, 다양한 음식을 먹을 수 있었다. 혈당 조절에도 좋고 식욕 조절도 할 수 있다고 해서 6개월 정도 꾸준하게 진행했다.

장점

저탄고지 다이어트는 먹어도 먹은 만큼 살이 찌지 않는다. 탄수화물 섭취를 급격히 줄이니 살도 빠지고 덜 부었다. 탄수화물은 혈당에 영향을 끼치는데 탄수화물을 섭취하지 않으니 혈당을 쉽게 조절할 수 있었다. 일반적인 식사를 하며 다이어트를 하니 괴로움도 없었다. 단백질과 지방 덕분에 포만감이 오래 지속되었다. 공복으로 인한 고통이 줄었다. 단백질과 깨끗한 지방(닭가슴살, 생선, 견과류, 아보카도 등)을 섭취하니 피부도 좋아졌다.

단점

소화가 잘 안 돼서 소화제를 달고 살았다. 영양 상태가 불균형해졌다. 탄수화물을 급격히 제한하니 피로가 몰려왔다. 에너지원으로 사용해야 할 탄수화물이 부족했기 때문이다. 삶의 만족도도 떨어졌다. 빵과 밥을 갈구했다. 욕구와 만족을 고려하지 않는 다이어트는 위험하다. 탄수화물이 부족하니 허한 느낌을 없애고자 고지방, 고단백 음식을 폭식했다. 강박이 생긴 첫 다이어트였다.

'탄수화물은 살 쪄, 고기는 살 안 쪄.'라는 문장이 마음에 각인되면서 강박이 생겼다. 건강해보였지만, 실제로 건강 검진을 받아보니 문제가 많았다. 단백질과 지방 위주의 식사를 하다보니 LDL 콜레스테롤 수치가 높아졌고, 고지혈증이 왔다. 염증 수치도 증가했다. 고생하며 다이어트를 했는데, 건강을 해치고 있었다니 충격이었다. 단기 다이어트로는 괜찮을 수 있지만 장기적으로 봤을 땐 추천하지 않는다.

○ 쉐이크 선식 다이어트

시간 활용에 특화된 다이어트이다. 짧은 시간에 필수 영양소를 섭취할 수 있어서 새로운 제품이 나올 때마다 구입하여 쟁여놓았다. 저칼로리인데 단백질, 탄수화물, 지방, 비타민, 미네랄까지 균형 있게 들어있다. 맛도 다양하며 달고 맛있었다. 일주일 정도 시도했다.

장점

단기간 다이어트로는 효과가 정말 좋다. 일주일에 3kg 감량도 가능하다. 요리를 할 필요가 없어 편리했다. 장소에 구애받지 않고 식사할 수 있었다. 다이어트 한다고 도시락을 매번 싸서 다녔는데, 도시락 준비에서 해방시켜준 다이어트였다. 영양제를 따로 챙겨 먹지 않아도 될 만큼 영양 성분은 풍부하다. 요즘은 식감을 살린 쉐이크도 있다. 시리얼을 넣어 씹는 즐거움도 있다. 말차, 미숫가루, 딸기, 초코 등 종류도 다양하고 소화도 잘 된다.

단점

빈혈이 왔다. 머리가 핑핑 돌았다. 빈혈뿐 아니라 식사에서 만족을 느낄 수 없었다. 당시에는 먹는 데서 오는 즐거움을 이해하지 못했다. 쉐이크 섭취만으로 즐거움을 충족하지 못했다. 무언가 계속 씹고 싶었다. 음식을 자꾸 갈구했다.
액체로 이루어져 있다 보니 소화가 빨라 포만감을 유지하기 어려웠다. 쉐이크를 마신 직후만 배가 불렀다. 포만감이 너무 없어서 지속하기 어렵다고 판단했고 다이어트를 그만 두었다. 일반 식사로 돌아오니 오히려 살이 더 쉽게 붙었다.

○ 비건 다이어트

건강에도 관심이 있지만 동물 복지에도 관심이 많았다(이런 부분 때문에 다이어트는 개인적인 문제뿐 아니라 사회적인 문제이기도 하다). 식물성 식품을 섭취하면 건강에도 좋고 환경도 보호할 수 있다는 이야기를 들었다. 세계적인 팝스타 비욘세가 비건 선언 후 20kg 감량에 성공했고, 허리가 23인치인 아이돌 멤버, 전효성도 비건 다이어트를 했다는 기사를 읽었다. 비건 다이어트를 하면서 빵이 너무 먹고 싶었다. 빵에도 동물성 단백질인 우유, 계란이 들어가니 먹을 수 없었다. 죄책감 없이 빵을 먹고 싶어 비건 베이커리를 찾았다. 결국 비건 요리를 전문적으로 공부하면서 1급 비건 요리사 자격증도 땄다. 3개월 정도 지속했다.

장점

채소와 과일 덕분에 식이섬유와 항산화 물질을 충분히 섭취할 수 있었다. 소화가 잘되고 피부도 좋아졌다. 배가 눈에 띄게 들어가는 걸 눈으로, 즉 눈바디(체중계로 몸무게를 재지 않고 육안으로 변화를 확인하는 방식)로 확인했다. 콜레스테롤 수치도 낮아졌다. 몸이 가벼웠다. 저탄고지 다이어트를 할 때는 몸이 무겁고 피부도 가려웠다. 채식을 하니 혈색이 돌고 면역력이 좋아진다는 느낌을 받았다. 무엇보다 몸이 가벼워져 아침부터 컨디션이 좋았다.

단점

비건 다이어트 덕분에 편견이 생겼다. 채식만 건강하다는 편견, 육식은 몸에 염증을 만든다는 편견이 생겨 식생활을 제한하기 시작했다. 몸은 가벼워졌지만 이따금 빈혈이 오고, 탈모가 생겼다. 채식만으로 필수 영양소를 충분히 섭취할 수 없었던 것이다. 완벽한 채식을 하다 보니 컨디션은 좋아도 몸에 힘이 빠졌다.

피트니스 선수 시절, 2주 동안 완벽한 비건 다이어트를 한 적이 있다. 근육이 갈라지는 몸을 만들려면 고강도 운동이 필요하다. 고강도 하체 운동을 하다가 쓰러질 뻔한 적이 있다. 도저히 힘을 끌어다 쓸 수 없어서 중도 포기하고 고기를 섭취했다.

○ 원 푸드 다이어트 (삶은 달걀)

완전식품인 삶은 달걀로 다이어트를 했다. 아침에 달걀 2개, 점심에 달걀 2개와 토스트 한 장, 저녁에 달걀 3개를 섭취했다. 탄수화물이 부족할 수 있어 점심에 토스트를 먹었다. 일주일 정도 진행했다.

이틀까지는 참을 만했다. 3일 차부터 지옥 같았다. 달걀의 비린 맛이 느껴졌고 헛구역질을 했다. 달걀만 먹던 다이어트를 포기하고 사과를 곁들였다. 계란의 비린 맛을 없애기 위한 임시방편이었다. 4일이 되자 견딜 수 없을 정도로 머리가 아팠고, 빈혈 증상이 생겼다. 5일쯤부터 삶이 피폐해졌다. 결국 원 푸드 다이어트를 포기했다. 살을 급하게 빼야 한다고 해도 원 푸드는 하지 않을 것이다. 누가 한다고 하면 말릴 생각이다.

장점
일주일에 5kg 감량이 가능한 방법이다. 빠르게 살이 빠진다. 완전식품인 계란은 단백질도 풍부하고 몸에도 좋다. 식비도 아낄 수 있고 운동 없이 살도 쭉쭉 빠진다. 그러나 속도라는 장점에 비해 단점이 너무 크다.

단점
심각한 빈혈이 왔고, 머리가 핑핑 돌았다. 체중이 빠르게 줄었지만, 검사 결과 체지방이 아닌 수분과 근육이 빠졌다. 기초 대사량도 떨어졌다. 몸이 망가지는 길 확인한 후로 멈췄다. 다이어트를 7일 진행했지만 포기한 후, 3일 만에 체중이 다시 증가했다.

하루에 500kcal 정도만 섭취하는 극단적인 다이어트였다. 몸에 무리가 왔고, 위가 쓰리기도 했다. 오후가 되면 심각할 정도로 배가 고팠고, 꼬르륵 소리가 그칠 줄 몰랐다. 원 푸드 다이어트를 하는 동안 계속 무언가 먹고 싶고, 씹고 싶은 욕구가 치솟았다. 다이어트로 스트레스를 받으니 음식 생각뿐이었다.

○ 디톡스 다이어트

채소를 삶아서 믹서기에 갈아 마셨다. 레시피는 마녀스프와 비슷하다. 브로콜리, 양배추, 토마토, 당근, 양파를 갈아 마셨고 5일간 진행했다. 다이어트를 하려면 몸에 쌓인 독소와 노폐물을 제거해야 한다는 정보를 듣고, 내 몸에 쌓인 독소를 빼기 위해 시작했다.

장점
변비가 즉시 해결되었다. 피부가 눈에 띌 정도로 좋아졌고, 혈색이 돌았다. 몸이 가벼워졌다. 특히 아침에 일어나면 개운해 기분이 좋았다. 하루만에 1kg가 빠졌고, 5일 만에 4.2kg나 감량했다.

단점
3일차까지는 괜찮다가 4일차부터 머리가 띵해졌다. 빈혈이 오고 신경도 예민해졌다. 불면증이 와서 일상생활이 힘들 정도였다. 일주일 정도 해 보려고 했지만, 5일차에 포기했다. 어느 다이어트보다 빈혈이 심했고, 까무러칠 정도로 앞이 깜깜해진 적도 있다. 디톡스를 하며 물을 많이 마셔서 나트륨 수치가 떨어지고 부종이 왔다. 음식에 대한 갈망은 더 강해졌다.

○ 다이어트 한약

같이 방송을 하던 연예인이 한약을 먹고 한 달 만에 10kg를 감량했다고 말했다. 식욕도 조절해주고, 가만히 있어도 내장 지방을 태워준다고 했다. 체지방 감량에 운동 효과도 있다고 하니 호기심에 당장 시도했다. 운동은 하지 않고 한약만 복용했다. 식사는 일반식으로 했다.

장점

입맛도 없어졌다. 음식 섭취가 줄면 먹고 싶은 생각이 나야 하는데, 생각도 나지 않았다. 한약이 신경계를 자극했다. 운동을 안 했는데 한 것 같은 효과가 느껴졌다. 지속적으로 근육이 긴장했고, 자연스럽게 복부에 힘을 주게 되었다. 땀이 나기까지 했다.

단점

입 마름이 심했고, 손발이 덜덜 떨렸다. 가만히 있어도 운동을 한 듯한 효과 때문에 신경계가 민감하게 반응했다. 긴장이 사라지지 않아 에너지 소비가 심해졌다. 심지어 혀가 파래졌고, 쓰러진 적도 있다. 체온이 낮아지며 추위를 계속 느꼈다. 식욕 억제 효과로 인해 음식의 맛을 제대로 느낄 수 없었다. 다이어트를 그만두자 요요가 3배나 왔다.

○ 식욕 억제제 (비만약)

방송 활동을 하는 동안, 화면에 뚱뚱하게 나온다는 피드백을 받았다. 계속 듣다 보니 콤플렉스가 생겼다. 식단을 조절하기 힘들어서 열심히 운동하니 몸만 건장해졌다. 비만 약에 손을 댔다. 다이어트 약으로 유명한 의원을 수소문해 처방을 받았다. 약은 교감 신경을 자극해 흥분을 일으켰다. 공복감을 줄이기 위한 처방이었고, 다이어트 한약과 비슷했다.

> **장점**
> 공복감이 없어졌다. 식욕이 뚝 떨어져서 음식 생각이 나질 않았고 다이어트에 스트레스가 줄어들었다. 음식을 소량 섭취하는데도 에너지가 넘치고 집중력이 높아졌다. 가끔은 기분도 좋아졌다.

> **단점**
> 목이 마르고 심박수가 빨라졌다. 신경도 예민해졌다. 컨디션에 따라 술 취한 기분이 들거나 기억력이 떨어졌다. 무엇보다 감정 기복이 심해졌다. 갑자기 기분이 좋았다가 우울해져 사람들에게 본의 아니게 실수를 했다. 삶의 질이 수직 하강했다. 한 달 복용 후 일상생활이 힘들어져 중단했다. 다이어트 약은 정말 추천하고 싶지 않다.

TIP. 다양한 다이어트를 시도하고 검증하라

피트니스 선수이자 다이어트 연구자로서 독자들에게 여러 종류의 다이어트를 해 보라고 권하고 싶다. 내가 톡톡히 효과를 본 그린 라이트 다이어트를 소개하겠지만, 나의 방식만이 답이라고 강요하지 않는다. 어떤 다이어트가 무조건 답이라고 한다면 그 사람을 의심해 볼 필요가 있다. 무엇이든 직접 시도하고 검증해 보는 편이 좋다. 다만 정말 피했으면 하는 방법은 식욕 억제제 같은 약에 의존하는 다이어트다. 다이어트보다 건강이 우선이다.

또한 같은 말을 쉽게 반복하는 다이어트도 의심해보자.

"적게 먹고 많이 움직여라."

"닭가슴살에 샐러드 먹고, 단백질 보충제 섭취하면서 살 빼라."

"단 7일만 원 푸드 다이어트 해봐라."

"탄수화물은 먹지 마라."

당연한 말을 반복하는 사람에게 건강을 제대로 고려했냐고 묻고 싶다. 메커니즘만 알려주는 다이어트는 요요를 부른다. 절식을 하면 근육량이 줄어든다. 기초 대사량이 줄어 오히려 '살이 찌는 체질'이 되기도 한다. 평생 다이어트를 할 생각인가? 2kg를 빼고 다시 6kg가 찌면 성공적인 다이어트인가? 자신에게 맞는 방법을 선택하자.

날씬해지고 싶다면
내 몸에 맞는 다이어트를 하자

한 달 만에 5kg 빼기, 일주일 다이어트, 계란 다이어트, 한약 다이어트, 디톡스 다이어트 등 우리는 새로운 다이어트 방법과 트렌드에 열광하며 갈대마냥 이리저리 끌려다닌다. 시장에 나와있는 특정 제품이나 방법을 통해 날씬해진다는 착각을 한다. 하지만 사람의 몸은 다르다. 각자의 특성이 있다. 얼굴도, 몸도, 신체 기관도 같은 사람이 한 명도 없다. 시중에 나와 있는 다이어트 제품들, 다이어트 식단은 보편적인 사람을 대상으로 만든다. 그러다 보니 모두 같은 효과를 얻을 수 없다. 다이어트 산업은 큰돈이 움직이는 하나의 사업군이다. 돈이 될 만한 사업이니 매번 새로운 아이템이라고 포장된 방법이 쏟아져 나온다.

나쓰메 마쓰리코 또한 다이어트 산업을 꼬집어 비판했다. 살이 빠지는 착각을 판매한다고 고발한 것이다. 특정 제품을 먹고 살이 빠졌다는 사례를 듣고 나면 나도 그럴 것이라는 착각이다.

실패의 대가는 늘 다이어터[1]가 지불한다. 새로운 다이어트에 실패하면 스스로를 의지박약으로 탓한다. 언제까지 스스로를 착취할 셈인가.

---

1 다이어터: 다이어트하는 사람이라는 뜻

그저 내 몸에 맞지 않는 다이어트 방식일 뿐이다.

수없이 다이어트에 실패하면서 내게 맞는 다이어트 방법을 찾다 보니 아주 단순한 진리를 깨달았다.

'몸의 소리를 들어라.'

배가 고프면 먹고, 먹고 싶으면 먹는다. 살 찌는 음식도 먹는다. 괜찮다. 하지만 적절히 관리한다. 억지로 다이어트를 할 때는 폭식증이 오고 10kg가 쪘지만, 식단에 대한 강박을 버린 후 살이 더 잘 빠졌다. 아니, 이렇게 표현하고 싶다. 식욕 조절이 더 잘 된다. '절제하지 말고 음식을 먹어라.' 종용하는 것은 아니다. 내 몸의 소리를 들어야 식욕도 안정되고 요요도 오지 않는다. 요요 때문에 보기도 싫었던 거울을 이제는 더 자주 본다. 내 몸의 소리를 듣고, 음식과 친하게 지내다 보니 나를 더 사랑하게 되었다. 사회의 요구에 따라 강제로 내 몸을 억압하지 말자. 스스로에게 집중히다 보면 더 건강한 방법으로 살을 뺄 수 있을 것이디.

다이어트에 매번 실패하고
요요가 오는 이유

강제성을 가진 다이어트는 건강이나 행복과 거리가 멀다. 다이어트를 하면서 행복했던 적이 있나? 친구들과의 대화를 떠올려보자.

"우리 피자 먹으러 갈래?"

라는 물음에

"나 지금 다이어트해."

한숨을 쉬며 대답한다. 대답에 다이어트가 힘들다는 뉘앙스가 깔려있다. 스스로 질문해 보자. 다이어트를 힘들게 해야 하나? 아니, 다시 질문해 보자. 다이어트를 이렇게 지속해야 하는가? 강제로 식사를 제한하는 것은 대인 관계에도 불편을 준다.

6년간 피트니스 트레이너이자 선수로 활동했다. 대회에서 1위를 했고 피트니스 잡지 표지 모델도 했다. 인터뷰가 쇄도했고, TV 출연도 잦았다. 겉으로 보기에는 화려해 보일 수 있다. 그러나 그 순간이 행복했는지 스스로 질문해 보면 그렇지 않다. 정확히 말하면 다이어트 때문에 행복했던 적이 없었다. 다이어트에 대한 강박으로 음식 섭취에 대한 죄책감과 불안이 따라다녔다. 섭식장애로 고생했고, 지금도 완치가 아닌 관해에 준하는 상태이다. 섭식장애는 완치가 없기 때문이다.

피트니스 챔피언이
섭식장애라니?

'피트니스 선수가 다이어트를 못한다고?' 직업이라고 해서 다이어트가 쉬운 건 아니다. 식욕이라는 당연한 본능에 역행하는 일이기 때문이다. 누구나 힘들다. 내게 PT를 받았던 사람들 모두 다이어트를 힘들어했다.

"운동은 하겠는데 식단은 못하겠어요."

"하루만 빼면 안될까요?"

"머리로는 알겠는데, 지쳐서 쉬고 싶어요."

그럴 때마다

"조금만 더 노력하면 원하는 몸매가 될 수 있어요."

라고 말했다. 다이어트를 시작한다면 운동과 식단은 포기할 수 없기 때문이다.

운동과 식사는 특별한 일이 아닌 것 같지만, 하루 전체에 영향을 준다. 식사에 따라 종일 기분이 좋기도 하고 엉망이 되기도 한다. 아침에 졸린 눈을 비비며, 식사 대신 단백질 쉐이크를 마시거나, 회사에 혼자 남아 닭가슴살 도시락을 여는 순간을 떠올려 보자. 다이어트는 음식에서 얻을 수 있는 기쁨과 행복을 제한한다.

운동보다는 식단이 다이어트에 더 큰 영향을 미친다. 마른 사람은 몸을 키우기 위해 하루에 네 끼 이상을 먹으라고 식단을 짜 줄 때도 있고 배가 나온 사람은 음식부터 절제한다.

다이어트는 강제성을 기반으로 삼는다. 규칙을 정해준다. 사실 누구도 규칙이라고 말한 사람은 없지만 따라야 할 것 같은 기분이 든다. 빡빡한 규칙으로 인해 죄책감을 느낀다. 누군가는 다이어트를 시작하면 반드시 주변에 알리라고 한다. 압박을 느껴야 성공할 수 있다는 논리다.

강제성은 분명 문제를 일으킨다. 제한할수록 먹고 싶은 마음이 커지기 때문이다. 절식으로 성공하는 사람도 많지만, 그렇지 않은 사람이 더 많다. 대부분 다이어트를 하는 중에 먹지 않아서 생기는 신체적 스트레스와 정신적 스트레스가 이중으로 발생한다. 빵집을 지나가다가 걸음을 멈추고 고민한다. 음식에 대한 갈망으로 먹방이나 요리 관련 컨텐츠를 과하게 소비하기도 한다. 스트레스가 누적되면 소위 말하는 입 터짐이나 요요를 겪기도 한다. 심하면 섭식 장애까지 겪는다. 스트레스에 스트레스를 더하는 격이다.

개인적인 족쇄 이외에 사회 문화적인 압박들도 있다. 날씬해져야 한다는 착각, 자신의 몸을 통제할 줄 알아야 능력 있는 사람이라는 분위기, 타인에게 적용하는 과한 미의 기준은 다이어트를 더 고단하게 만든다.

지금까지 도전했던 다이어트 방식에 대해 적어 보자.

☞ 나의 식단 적어 보기

___

___

___

☞ 일주일 중 운동한 횟수 적어 보기

___

___

___

___

☞ 예전에 세웠던 다이어트 규칙을 자세히 적어 보자

예) 탄수화물 제한하기, 밀가루 먹지 않기, 샐러드만 먹기 등

___

___

___

___

☞ **지금까지 해 온 다이어트를 적어 보자**

시기	실행한 다이어트	다이어트의 목표	다이어트 기간	성공 여부	요요 여부
예)28살	원 푸드 다이어트	-5kg 감량 목표	10일	성공	일반식으로 바꾼 뒤 바로 요요 현상 왔음

통제를
지속할 수 없다!

우리가 시도해 온 일반적인 다이어트는 몸을 통제한다. 이제는 통제와 절제를 구분할 필요가 있다.

O 통제

통제는 자신의 목표에 따라 몸을 조작한다는 뜻이다. 꼭두각시 인형을 생각해 보자. 꼭두각시에게는 어떠한 의지도 없다. 인형사의 조종으로 움직인다. 다이어트로 몸을 통제할 때도 이와 비슷하다. 우리의 몸은 인형도, 기계도 아니다. 생각해 보면 다이어트는 우리의 의식을 부정한다. '의지만 있으면 해낼 수 있다.'라고 말한다. 몸과 마음을 분리하는 것이다. 몸의 상태와 관계없이 의지로 욕구를 누르고 외면한다. 본능을 억누르는 방식으로 신체를 억압하니 결국 부작용이 온다. 의지만으로 건강한 다이어트를 할 수 없다.

O 관리

앞으로 우리가 할 다이어트는 관리다. 몸과 마음이 연결되어 있다는 사실을 잊지 말고 적극 활용하자. 어느 하나를 착취하지 말고 균형을 지켜야 한다. 한쪽에서 다른 쪽을 과도하게 억누르면 반동이 생긴다. 관리는 건강을 위해 나쁜 것은 제하고, 좋은 생활 습관을 만든다.

최근 트렌드를 보면 완전히 새로운 양상의 다이어트가 등장했다. '직관적 식사'라고 불리는 새로운 방식의 식이 요법이다. 직관적 식사는 칼로리를 계산하지 말고 음식을 섭취하라고 말한다. 강박을 줄이면 자연스럽게 식욕이 준다는 논리다. 일반적인 다이어트 방법과 극단적으로 대치한다. 한쪽은 통제, 다른 한쪽은 자유를 이야기한다. 두 방법 사이에서 나는 '그린 라이트' 다이어트라는 중용의 방법을 찾았다.

○ 다이어트는 라이프 스타일

다이어트는 지속 가능해야 한다. 무절제한 식습관은 당연히 관리의 대상이다. 그러나 강박으로 인한 다이어트도 관리의 대상이다. 관리를 위해서는 자신의 한계를 알아야 한다. 각자가 먹을 수 있는 양이 있고, 운동할 수 있는 시간이 있다. 체력도 다르고, 목적도 다르다. 성공한 사람들이 부지런히 하루를 관리하는 것과 비슷하다.

공부를 마치거나 퇴근하고 집에 도착한 순간을 생각해 보자. 피곤해서 몸을 움직일 수가 없다. 밥을 먹을 기력도 없어서 잠깐 누웠는데 곯아떨어져 본 적이 있을 것이다. 몸이 힘들면 운동할 의지도 없다. 여기서 우리는 통제와 관리의 차이를 생각해 볼 수 있다. 통제는 '반드시 가야지.'라고 스스로를 압박하고 몰아세운다. 하지만 관리는 자기 몸 상태를 살피며 열심히 운동할지, 가볍게 할지, 오늘은 쉬어야 할지를 살핀다. 몸이 피곤할 때 운동하는 것은 노동이지, 운동이 아니다. 실제로 과로 중에 운동해 사망하는 경우도 있다.

나는 통제하는 다이어트를 '레드 라이트', 관리하는 다이어트를 '그린 라이트'라고 부른다. '레드 라이트' 다이어트의 문제가 무엇인지, '그린 라이트' 다이어트를 어떻게 실천해야 하는지 살펴 보자.

☞ 자기 몸을 통제했을 때 느꼈던 나의 기분이나 감정을 적어보자.

예) 회사 일을 끝내고 몸이 너무 피곤한 상태임에도 불구하고 운동하러 갔더니 피곤하다 못해 화가 났다.

___

___

___

___

___

3.
실패하는 다이어트, '레드 라이트'

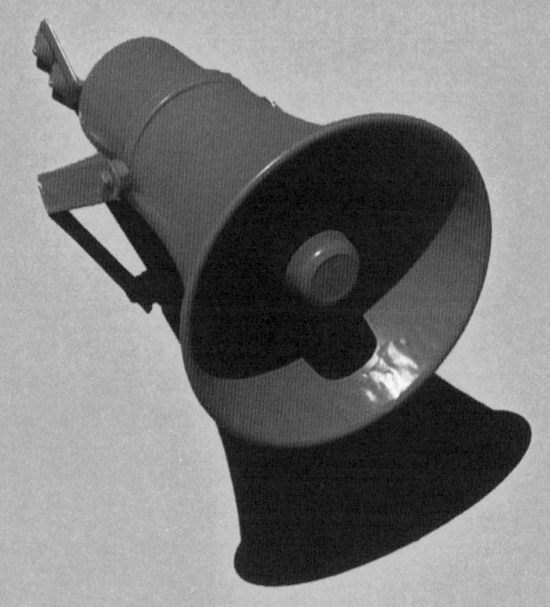

탄단지(탄수화물, 단백질, 지방) 비율을 맞추는 다이어트는 영양학적으로 뛰어난 방법이다. 대부분 탄단지 비율을 맞추는 데서 다이어트를 시작한다. 칼로리를 계산하고 식단을 짠다. 탄수화물, 단백질, 지방에 따라 철저하게 식단을 짠다. 밸런스가 좋은 탄단지 비율은 5:3:2 정도이다. 무게를 달고 몇 그램의 탄수화물이 있는지, 단백질은 얼마나 있는지 살핀다.

탄단지를 살피는 다이어트는 효과적이지만 정신을 고려하지 않는다. 정량을 계산해야 한다는 압박, 식단을 꼭 지켜야 한다는 압박을 받기 때문이다. 조금이라도 더 먹거나 덜 먹으면 불안하다. 다이어트 산업은 그런 강박을 파고든다. 인터넷으로 닭가슴살을 시킬 때 무엇을 보는가? 가격 대비 단백질이 얼마나 들었는지를 보고, 그다음 맛을 살핀다. 업체는 단백질 함량을 전면에 노출해 소비 심리를 자극한다. 많은 다이어터기 14팩, 30팩 등 한 달 치 식사를 주문하고 냉동실에 재워 둔다. 나 역시 탄단지의 구성을 맞추는 식사를 하며 피부가 좋아지고 컨디션도 좋아졌다. 그래서 꾸준히 해 보려 했지만, 부작용을 잔뜩 안고 실패했다.

정말 내가 잘못해서
안 빠지나요?

⭕ 의지가 없다고 자책하지 마세요

다이어트 실패의 주된 원인은 정신적인 문제이다. 다이어트 방법과 이론은 이미 충분하다. 저칼로리 음식이 가득하고 온갖 보조제가 있으며, 먹으면 살이 빠진다는 약도 있다. 운동 이론이 범람하고 사람들은 논문을 찾아 읽으며 다이어트를 한다. 다양한 운동법이 개발되고, 이론은 나날이 발전하지만 어쩐지 다이어트는 항상 실패한다.

가장 일반적인 이유는 극단적인 스트레스다. 결심 자체가 스트레스인 경우도 있고, 과정이 스트레스가 될 수도 있다. 매번 끝나지 않는 다이어트와 요요의 사이클에서 다시 새로운 마음을 먹어야 하기 때문이다. 각고의 노력을 기울이면 성공할 수 있다고 하지만, 피트니스 관련 종사자가 아니고서야 다이어트에 인생을 걸기는 쉽지 않다. 우리에게는 생업이 있으니까. 말로는 다이어트를 해야겠다고 하지만, 실제로 행동하는 사람은 적다. 운동을 하면 개운해진다고 하더라도, 꾸준한 다이어트는 다르다. 회피성으로 '다이어트 해야지.'를 입에 달고 사는 사람도 있다.

다이어트 업계는 쉽고 빠른 분석을 제시한다. "의지가 약해서 그렇습니다." 정말로 의지가 문제일까? 오히려 의지를 과하게 사용해서 실패하는 것은 아닐까. 의지가 부족하다는 말은 다이어트를 숙제로 만든다. 의지가 부족해서 실패했다는 인식 때문에 다이어터는 무책임하고 철없는 아이로 전락했다.

다이어트 상품 판매자에게는 개인의 의지를 자극하는 방법이 효과적이다. 매년 비슷한 시기에 비슷한 상품을 팔 수 있기 때문이다.

"올해는 포기하지 말고 꼭 성공하세요."

고객에게 위기의식을 더하고 구매를 자극하는 만능 문장이다. 당신이 소비자라면 올해만큼은 꼭 다이어트에 성공하겠다고, 굳은 결심을 했을지 모른다.

☞ **다음을 읽어보고 체크해 보자**

☐ 운동을 하기 싫다.
☐ 헬스장에 가면 어쩔 줄 모른다.
☐ 주변에 다이어트를 실천하는 사람이 없다.
☐ 다이어트만 시작하면 스트레스를 받는다.
☐ 남들이 직·간접적으로 시켜서 시작했다.
☐ 다이어트 성공 경험이 없다.
☐ 나만의 다이어트 방식을 찾지 못했다.

세 개 이상 체크를 했다면 진행 중인 방법에 대해 재고할 필요가 있다. 모든 실패를 의지박약으로 치환해 자책하지 않았으면 한다. 의지는 일종의 소모품이다. 몸이 힘들면 의지로 버티기 힘들고, 의지가 동나면 몸도 움직이지 않는다. 의지는 무한한 자원이 아니다. 사람의 능력에는 한계가 있다. 직장에서 정신적 에너지를 가득 소모했다면 집에서는 쉬어야 한다. 쉬고 있는 자신을 탓하지 말자. 힘들 때 쉬는 것은 도피가 아니라 자신을 돌보는 지혜이다.

○ 욕구를 억누르게 되면?

다이어트 산업에서 욕구는 억제해야 할 대상이다. 가장 먼저 식욕을 억제하고, 휴식의 욕구도 외면한다. 대부분의 다이어터가 '오늘부터 다이어트 할 거야.'라며 갑자기 운동을 시작한다. 스스로의 한계에 대한 분석 없이 닭가슴살에 샐러드, 저칼로리로 식단 계획을 세운다. 자기 이해 없는 식단은 반드시 실패한다.

내가 실패했던 다이어트를 돌아보면, 가장 먼저 식욕을 억제했다. 단백질을 섭취하기 위해 닭가슴살, 두부, 달걀흰자, 소고기, 고등어, 연어를 먹고, 탄수화물을 위해 현미밥, 고구마, 통밀빵, 단호박, 잡곡밥을 먹었다. 지방을 위해 아보카도, 아몬드, 호두를 선택했다. 먹을 수 있는 음식도 제한을 두었는데, 버섯, 방울토마토, 가지, 브로콜리, 제철 과일, 채소, 저지방 우유였다. 2년간 식단을 칼같이 지켰다.

다이어트 지식이 늘수록 제한해야 하는 욕구의 범위가 넓어졌다. 건강한 음식, 담백한 음식, 혈당을 올리지 않는 음식 등을 상세하게 살폈다. 나를 이해하기 전에 지식만 쌓다 보니 규칙만 늘었다. 그 사이 몸은 점점 한계에 다다랐다. 내가 어디까지 버틸 수 있는지 고려하지 않았다.

다이어트를 시작하면 생존에 적신호가 켜진다. 세포들은 생존을 목표로 한다. 몸은 생존을 위해 식욕을 촉진할 뿐만 아니라 에너지가 더 떨어질 경우, 근육량을 감소시킨다. 미국 메릴랜드주 실버스프링 비만학회는 TV 다이어트 쇼 참가자를 6년간 추적한 끝에, 다이어트로 인해 신진대사가 느려졌다는 결론을 내렸다. 몸이 근육을 소비해서라도 생존을 유지하려 하기 때문이다.

나의 경우에는 건강식품을 탐식했다. 효능이 좋다고 알려진 건강식품을 먹기 위해 시간과 비용을 아끼지 않았다.

○ 비타민 중독

다이어트를 하면서 영양이 부족하지 않을끼 걱정했다. 보충해야 한다는 강박이 생겼다. 비타민은 매일 챙겨 먹어야 좋다고 해서, 전부 사 먹었다. 비타민 C 음료부터 비타민 A, B, D, 오메가, 루테인, 밀크씨슬, 유산균을 한 번에 먹었다. 먹는 이유는 다양했다. 운동을 해야 하니 칼슘과 마그네슘을 섭취했고, 뼈 건강을 위해 비타민 D를 섭취했다. 피로에 좋다는 비타민 B, 항산화 작용과 피부 미용에 탁월하다는 비타민 C도 먹었다. 심지어 의사 선생님께 추천도 부탁드렸다. 비타민을 차곡차곡 쌓아놓고 건강에 대한 걱정을 덜었다. 그러나 온갖 비타민을 먹으니 어지럽고 토할 것 같았다. 속도 메스껍고 쓰렸다. 한 번에 털어 넣으니, 부작용이 생긴 것이다. 나눠 먹기 시작했더니 조금은 괜찮아졌다.

호주 여행에 가서도 관심은 오직 비타민뿐이었다. 환자들에게만 처방한다는 비타민을 1년 치 구매할 만큼 집착했다. 비용은 문제가 되지 않았다.

사람이 집착을 하기 시작하면 객관성을 잃는다. 이렇게 과도한 비타민을 섭취하는 동안 무언가 잘못됐다는 의심도 하지 않았다. 언제든 잘못될 수 있는 사람의 의지를 모든 문제의 해결책으로 삼지 말자. 안타깝게도 대부분의 다이어터가 의지를 통해 문제를 해결하려 한다. 다이어트는 극기 훈련이 아니다. 항상 욕구를 억누를 수는 없다. 팽팽해진 고무줄은 언젠가 풀어 줘야 한다. 자신의 욕구를 이해하고 이 욕구가 다른 방향으로 발현되지 않도록 자신을 지킬 수 있어야 한다. 그렇지 않으면 의지와 욕구가 왜곡되어 지나친 통제와 병을 부른다.

사회가 부추기는 다이어트

SNS를 하다 보면 다이어트의 성공이 인생의 성공이라고 믿게 된다. 이상적인 몸매의 연예인 사진을 두고 살을 빼서 성공했다고 이야기하는 식이다. 연예인이라 그럴 수도 있지만, 다이어트를 인생의 성공 스토리로 가공한 콘텐츠도 많다. 사람들은 그런 성공에 열광한다. 자기 계발 분야만 보더라도 성공과 운동, 다이어트를 연결하는 콘텐츠가 심심치 않게 보인다. 누군가의 성공담을 듣고 같은 방법을 시도했다가 후폭풍을 맞기도 한다. 대부분 다이어트를 시도해 본 나에게 성공 비법을 물어본다면 이렇게 답하고 싶다.

"내가 누구인지 알아야 합니다."

먼저 자신을 알고 다이어트를 했다면 어땠을까. 다른 사람들에게 이리저리 휘둘리기보다 나에게 맞는 방법을 찾아야 했다. 이상적인 몸매도 일종의 유행이다. 운동을 잘하는 몸이 인기를 끌기도 하고, 여리여리한 몸이 인기를 끌기도 한다. 몇 해 전에는 아주 마른 몸이 인기가 많았다. 요즘은 운동이 문화가 되어 건강한 몸, 혹은 근육이 갈라지는 몸을 원하는 사람도 많아졌다. 이상적인 몸매는 시대와 지역을 반영하는 사회적 현상이다.

현대인의 말라야 한다는 강박은 단순히 외모의 영역에만 멈춰있지 않다. 능력주의와 깊은 연관을 갖는다. 외모는 자산이라는 인식이 팽배하다. 뛰어난 외모는 고시 3관왕과 같다는 농담도 있다. 노동 시장에서 외모에 대한 차이가 경제적 차이로 이어지는 것은 엄연한 사실이다. 그 격차가 지나치게 벌어지고 있지는 않은지 돌아봐야 한다. 실제로 외모로 성공한 사람보다 외모와 관계없이 성공한 사람이 더 많다. 사회는 자기 계발과 관리라는 명목으로 외모에 지나친 관심을 쏟는다.

내가 무엇을 원하는지, 왜 다이어트를 하려고 하는지 묻지도 않고 사회적으로 이상적인 몸매에 나를 끼워 맞추지 말자. 타인의 기준에 나를 끼워 맞추려다 보니 조급한 마음에 통제를 일삼는 것이다. 나의 장점은 그렇게 희미해진다. 사람들이 전부 아름답다는 몸매를 가져야 할 필요는 없다. 오히려 특정 몸매를 아름답다고 부추기는 사회도 문제가 있다. 자신의 매력을 찾고 내가 정말로 원하는 건강한 삶이 무엇인지 고민해 보자.

○ 좋아보이는 몸이 건강한 몸?

인터넷에 적정 체중이라는 도표가 떠돈다. 자료를 보고 놀랐다. 건강한 체중보다 훨씬 낮은 체중을 요구하고 있기 때문이다. '이게 진짜 맞나?' 적정 체중 도표는 '예뻐 보이는'이라는 단어를 앞세웠다. 옷을 입었을 때 태가 나는 체중이라는 뜻이다. 그 정도 무게가 건강하냐고 묻는다면 나는 아니라고 말할 것이다. '마르다=예쁘다'의 공식은 '그린 라이트' 다이어트에서 반드시 배척해야 할 부분이다. 칼 J. 라비는 몸이 지나치게 마른 사람이 오히려 심혈관 질환 발병률이 높다며, 마른 사람이 꼭 건강하지는 않다고 말한다.[1] 도표의 기준치도 '지나치게' 마른 몸이라고 생각한다. 남자의 적정 체중이 183cm에 68.7kg이라니… 일단 마른 몸이 예쁘다는 환상은 빨리 탈출할수록 좋다.

아름다움에 대한 왜곡된 인식은 미디어의 영향이기도 하다. 미디어는 이상적인 몸매와 다이어트에 대한 욕망을 조성하고 강화한다. 패션 잡지, 소셜 미디어, 광고 등 다양한 매체에서 외모에 대한 불만족을 부추긴다. 다이어트 보조 식품 광고를 생각해 보자. 유명 연예인이 나와 특정 제품을 사용한 후 눈에 띄게 날씬해졌다고 광고한다. 소비자들이 더 나은 외모를 위해 돈을 쓰도록 유도하는 것이다. 한 연구에 따르면 다양한 매체를 통해 미화된 이미지를 접한 청소년들은 스스로에게 만족하지 못하는 경향을 띠는 것으로 나타났다.[2] 이렇듯 미디어는 자존감과 행복 추구에 직접적인 영향을 끼친다.

---

[1] Carl J. Lavie, 'Obesity and Cardiovacsular Diseases: Implications Regarding Fitness, Fatness, and Severity in the Obesity Paradox.' in Journal of American College of Cardiology. Vol.63; 14. 15 Apr. 2014.

[2] Ciara Mahon, David Gevey, ' Processing Body Image on Social media: Gender Differences in Adolescent Bodys' and Girls' Agency and Active Coping.' in Frontiers Psychology 21 May 2021, Vol. 12, https://www.frontiersin.org/journals/psychology/articles/10.3389/fpsyg.2021.626763/full

○ 마름과 능력

"몸매가 장난 아니다. 여자가 어떻게 근육이 저렇게 갈라져?"

근질이 좋아 약물을 사용하지 않았냐고 질문도 받았다. 약물을 사용한 적은 없었다. 나는 내 몸이 자랑스러웠다. 아니 정확히 말하면 완성된 몸을 사랑했다. 지방이 빠지고 근육이 커질수록 성취감을 느꼈다.

다이어트 실패는 아주 사소한 균열에서 시작한다. 피트니스 대회에서 우승을 한 뒤 잡지나 화보 촬영을 자주 다녔다. 촬영장에 가면 수많은 관계자가 있다. 기획자부터 감독, 기사 등 한 화보를 만들기 위해 매우 다양한 인력이 동원된다. 카메라 수십 대가 동시에 돌아가고 스텝들은 분주하게 움직인다. 촬영하고 중간중간 결과를 확인할 때마다 내 몸 구석구석을 평가했다. 피트니스 세계에서 몸을 평가하는 일은 당연하다. 직업이기 때문이다. PT를 받는 분들도 트레이너의 몸을 보고 선택한다.

"살찌면 다들 무능하다고 생각하겠지?"

지속적으로 평가에 노출되다 보니 몸매와 능력을 동일시하기 시작했다.

여자가 1년간 체지방을 10% 이하로 떨어뜨리는 일은 무척 고됐다. 특히 여자는 체지방을 10% 밑으로 떨어뜨리기 어렵다. 운동으로는 한계가 있고, 식단을 심각하게 제한해야 한다. 혹시 '무능해 보일까?' 하는 두려움에 무리하게 식단을 진행했다. 여자로서의 삶은 포기했다. 지방이 너무 적어 생리 불순이 왔다. 이 외에 탈모, 공황장애, 우울증, 고지혈증과 합병증, 섭식장애도 겪었다.

너무 힘들어 병원을 찾았다. 검사 결과를 믿을 수 없었다. 검사지를 본 의사는 말했다.

"근혜씨의 몸 상태는 국가대표 체조 선수가 어제 경기를 뛰고 체력이 바닥나 몸이 축난 상태와 다름없습니다."

스스로 반문했다. '내가 합병증 위험에 고지혈증이라고? 몸매가 이렇게 좋은데?'

마음과 능력을 동일시하는 순간부터 예견된 결과였다. 이렇게 말랐는데 고지혈증과 고혈압은 정말 납득하기 어려웠다. 이 모든 질병이 피트니스 대회에서 우승하는 대가라고 한다면, 나는 능력보다 건강을 택할 것이다.

많은 직장인이 사회적 성공의 상징인 '슬림한 몸매'를 유지하기 위해 고강도 다이어트와 운동에 몰두한다. 이제는 능력뿐 아니라 외모까지 성공의 지표로 여기는 압박을 견뎌야 하는 걸까.

○ 인정받기 위한 다이어트, 결과는 요요

일단은 건강을 회복하기 위한 계획을 세웠다. 건강을 회복하려면 식단을 일반식으로 되돌리는 편이 효과적일 거로 생각했다.

"지금까지 금지했던 식사를 해 보자."

하지만 오랜 다이어트로 제대로 된 식사의 기준을 잃었다. 탄수화물, 단백질, 지방의 비율을 계산하는 일을 멈추니 일반식을 어떻게 먹어야 할지 몰랐다. 어느 정도 먹어야 하며, 어디에서 멈춰야 하는지 난감했다. 기준이 무너지니 음식을 마구 먹기 시작했다. 두 달 만에 13kg이 증가했다.

요요로 인해 모든 활동을 중단했다. 사진 촬영, 방송 활동, 화보 촬영, 교육 등 모든 활동을 멈췄다. 혹독한 통제를 능력으로 치환하다 보니 스트레스가 쌓였고 결국 요요가 왔다. 건강뿐만 아니라 직업도 잃었다. 다시 살을 빼야 했다. 기존의 방식으로 돌아갈 수는 없었다.

그때는 치킨과 피자를 먹고 싶었지만 먹기가 두려워 방울토마토를 3kg이나 먹었다. 한번 불어난 식욕은 만족을 몰랐다. 채워지지 않는 허기에 배가 터질 듯이 먹어 결국 변기를 붙잡고 토를 했다. 통제로 몸은 혹사당했다. 당시에는 어떻게 이런 비정상적인 과정을 견뎌냈는지 모른다. 오랜 시간 팽팽했던 고무줄이 갑자기 느슨해지면 원래의 모양을 찾기 어렵다. 다이어트도 비슷하다. 오랫동안 긴장 상태였던 만큼 다시 길을 찾는 데 시간이 걸렸다.

"나를 살리고, 행복하면서, 직업을 유지할 수 없을까? 나를 통제하지 않으면서 건강하고 멋진 삶을 유지할 수 없을까?"

방법은 하나뿐이었다. 기존의 다이어트가 유일한 해결책이라면 다이어트를 하지 않겠다고 선언했다. 그렇게 지속 가능한 건강 관리를 만들어 실천했다. 놀랍게도 12kg을 감량하고 모델 겸 트레이너로 복귀할 수 있었다. 구체적인 방법은 4장에서 소개한다.

○ 다이어트 산업이 제시하는 오답

능력주의와 다이어트의 결합은 다이어트 실패를 개인의 능력 부족으로 간주한다. 다이어트 산업은 아주 쉬운 답을 제시한다.

'노력이 부족하기 때문입니다.'

하지만 위에서 보았듯이 다이어트의 욕구 생산부터 사회적인 문제가 복잡하게 얽혀 있다. 단순히 의지나 노력의 부족으로 보기 어렵다. 소셜 미디어만 생각해 봐도 그렇다. 디이이트 진후 사진은 개인의 다이어트 성공 사례만 강조하지만, 실패 사례는 거의 다루지 않는다. '다이어트에 실패했다'와 '능력이 부족하다'이 상응하기 때문이라고 추측해 볼 수 있다. 적어도 밝히고 싶지 않은 것은 확실하다. 다이어트에 대한 실패의 원인은 노력 부족이라는 단순한 문제가 아니라 호르몬 변화, 대사율, 유전적 요인 등 훨씬 복잡한 문제인데도 말이다.

다이어트 실패로 인한 정서적 부담은 개인이 짊어진다. 다이어트 산업은 '살 안 빠지면 100% 환급'이라고 말하지만 책임은 온전히 개인만 진다. 내가 코칭하는 분은 다이어트 강박으로 인해 지속적인 체중 감량을 시도했지만 목표 체중에 도달하지 못해, 자책하는 습관이 생겼고 결국 우울감을 경험했다.

다이어트 압박의
결과

○ 강박증

친구와 치킨을 먹은 적이 있다. 소스가 잔뜩 버무려진 치킨의 껍질을 다 벗겨 버렸다. 가루 조미료가 첨가된 음식도 있었는데 죄다 물에 씻어 먹었다. 화학조미료와 튀김옷은 콜레스테롤을 높이고 혈관을 더럽히는 쓰레기라고 생각했다. 가슴살만 골라 먹었다. 다이어트에 대한 강박이 일상을 무너뜨렸다.

'레드 라이트' 다이어트의 가장 큰 문제는 강박이다. 조지 레이코프의 《코끼리는 생각하지 마》에서 인간의 뇌는 부정어를 이해하지 못한다고 한다. 예를 들어 어떤 사람이 코끼리를 생각하지 말라는 명령을 받았다고 가정해 보자. 코끼리를 떠올리지 말라는 명령에도 그 사람은 코끼리를 계속 떠올릴 수밖에 없다. 아마 '코끼리를 떠올리지 말라.'는 명령문을 읽는 순간 독자들도 코끼리를 떠올렸을 것이다. 다이어트를 할 때도 '치킨은 안 돼.'라고 생각하면 치킨을 먹고 싶어진다.

얀센의 실험은 흥미로운 결과를 보여준다. 아이들에게 단 음식을 금지하자, 오히려 단 음식에 대한 소비가 증가했다.[1] 욕구를 제한할 때

---

[1] Esther Jansen et al, 'From the Garden of Eden to the land of plenty. Restriction of Fruit and Sweet intake leads to increased fruit and sweets consumption in children.' Appetite. 2008 Nov. 51(3): 570-5

수요가 상승하는 것을 확인한 후 다음 실험을 고안했다. 달콤한 간식은 아이들이 워낙 좋아하니까 덜 매력적인 과일도 그럴까 생각했다. 이번에는 특정 과일을 먹지 말라고 제한했다. 오히려 과일의 소비가 증가했다.

'레드 라이트' 다이어트 방식은 지속적으로 부정어를 입력한다. "몇 시 이후 먹지 마." "일정량 이상 먹지 마." "이런 종류의 음식은 먹지 마." 그러나 부정 명령어는 반작용을 일으킨다. 치즈 케이크를 먹지 말라고 하면 그 말을 듣는 즉시, 치즈 케이크의 생김새와 식감이 떠오른다. 좋아하는 카페의 치즈 케이크 모형이 생각난다. 물론 지나가는 생각이 될 수도 있고, 먹고 싶지만 먹지 않을 수도 있다. 하지만 계속 이런 방식으로 부정 명령어를 입력하다 보면 음식에 대한 욕구는 멈추지 않는다. 금지할수록 더 많이 원하게 된다.

규칙에 시달리는 다이어터는 제한과 욕구 사이에서 줄타기를 한다. 자신이 정한 규칙을 따라야 한다는 걸 알지만 의지와는 별개로 계속 생각이 나기 때문이다. 누구의 잘못도 아니다. 뇌가 그렇게 작동하도록 설계되었다. 줄타기가 반복될수록 폭식 위험이 높아진다.

집착과 강박은 스트레스를 유발하고 신체적 반응을 일으킨다. 뇌는 스트레스를 받으면 자율신경계에 신호를 보낸다. 그 과정에서 코르티솔을 분비하는데, 코르티솔은 식욕을 자극한다. 아이러니한 일이다. 살을 빼려고 시작한 다이어트 때문에 식욕이 오르다니.

그러나 뇌의 메커니즘을 이용해 부정 명령의 단점을 극복할 수 있다. 외줄타기 선수의 훈련에서 부정 명령을 극복하기 위한 힌트를 얻을 수 있다. "아래를 보지 말라."고 하면 줄타기 선수는 아래를 본다. 아래를 보면 흔들리거나 떨어질 수밖에 없다. 대신 이렇게 자기암시를 한다. "앞만 보고 간다." 실제로 앞만 보고 가라고 하면 줄타기를 성공할 가능성이 높아진다. 다이어트를 할 경우 "먹지 마." 보다는 "깨끗한 단백질을 먹자." 혹은 "당을 조금만 섭취하자."는 식의 생각이 훨씬 바람직하다.

☞ **다이어트 강박 진단**

다음 항목 중 다섯 개 이상에 체크하면 강박이 있을 수 있다.

- ☐ 100%가 아니면 성공하지 못했다는 생각이 든다.
- ☐ 음식에 문제가 없는데도 속이 더부룩하다(같이 먹은 사람은 괜찮다고 한다).
- ☐ 먹었을 때의 기쁨보다, 잘 참았을 때 기쁨이 더 크다.
- ☐ 주말 없이 다이어트를 해야 성공이라고 생각한다.
- ☐ 체중을 그램 단위로 아침, 저녁 측정한다.
- ☐ SNS의 알고리즘이 마른 사람들이나 다이어트 영상, 사진만 보여준다.
- ☐ 성취보다 불안에 이끌려 다이어트를 한다.
- ☐ 음식을 먹을 수 있는 것과 없는 것으로 구분한다.

다이어트 강박일 때

- 식사 규칙을 어기면 낙담하고 더 먹는다.
- 과식 후 보상 심리로 음식을 안 먹는다.
- 다이어트에 대해 이야기하면 한두 시간은 거뜬히 이야기할 수 있다.
- 밤에 자주 폭식을 한다.
- 엄격함이 답이라고 생각한다.
- 다이어트에 많은 비용을 지출한다.
- 마르고 예쁜 몸이 성공의 증거라고 생각한다.

○ 생각보다 위험한 요요

요요는 스트레스 말고도 다양한 질병과 밀접한 관련이 있다. 프레이밍헴 심장 연구에서는 32년간 5,000명의 개인을 추적했다. 요요 현상은 심근경색증뿐 아니라 전반적인 사망률과 연관이 있었다. 독일의 EFFORT 연구도 비슷한 결과를 보였다. 요요가 정신적인 문제를 야기한다는 연구 결과도 있다. 억제를 통한 다이어트로 BMI 수치가 같더라도 더 낮은 칼로리를 먹어야 한다는 결과도 있다. 2,000kcal를 섭취할 수 있는 사람이 1,500kcal만 먹게 되어 더 살이 잘 찌는 체질이 된다.[2] 요요

---

[2] Tylka et al., 'The Weight-Inclusive versus Weight-Normative Approach to Health: Evaluating the Evidence for Prioritizing Well-Being over Weight Loss,' Journal of Obesity, Vol. 2014.

는 이런 식으로 칼로리 섭취를 줄이는 역할을 해, 몸이 정상적인 (같은 BMI 수치의 다른 사람들에 비해) 기능을 하지 못하게 만든다.

요요가 반복될수록 자아 존중감이 떨어져 소극적으로 변하거나 대인 관계에 문제가 생길 수 있고, 거식증이나 폭식증을 유발한다고 한다.[3] 실제로 부작용을 겪는 사람을 대하는 태도 또한 쉽게 확인할 수 있다. "요즘 살쪘네?" 혹은 "마음이 편한가 봐?" 등 다양한 반응을 보인다. 혹시나 웃으며 대답하더라도 분명 화를 삭이고 있을 것이다. 나도 겪어 봤지만, 썩 유쾌한 경험은 아니었기 때문이다.

○ 음식 거부 반응, 섭식장애

"나는 건강을 위해 흰쌀밥을 안 먹고 밀가루도 안 먹는다."

과도한 통제를 자랑스럽게 여겼다. 그러나 계속 먹지 않으면 멀리하던 음식에 대한 적응력이 떨어진다. 오랜 기간 콜라를 마시지 않은 사람에게 거부 반응이 일어나는 것처럼 말이다. 평소에 좋아하던 생밤을 몇 년 먹지 않다 보니, 갑자기 먹었다가 알러지 반응이 일어났다. 스테로이드를 투약해야 했다. 매운 음식을 피하다 보면 신라면도 못 먹듯, 조금씩 음식 거부 반응이 생겼다.

한동안 햄버거를 입에 대지도 않았다. 패스트푸드는 일절 먹지 않

---

3 양진향 외 '비만클리닉에 내원하는 성인의 체중 관리 행위' 대한간호학회지 42권 5호, 2012, 10월

았다. 먹고 싶은 마음을 억누르다 못해 폭식증이 터졌다. 그래서 햄버거와 피자를 먹었더니 놀랄 만큼 몸이 부어올랐다. 손이 퉁퉁 붓고 몸이 꽉 막힌 듯 더부룩했다. 안 먹던 음식에 몸이 반응했다. 몸이 반응한다는 정도로 생각했으면 좋았겠지만 잘못된 해석을 더 했다. '나쁜 음식을 먹어 속이 불편하고 소화가 안 되는 것'이라고. 심지어 부은 것도 살이 쪘다고 확대 해석을 했다.

☞ **다이어트 때문에 먹지 않았던 음식을 먹었을 때 어떤 기분이 드는지, 몸이 어떻게 반응하는지 적어 보자**

예) 햄버거를 먹으니 죄책감이 들고 속이 안 좋아지는 것 같았다

___
___
___
___
___
___

몸의 거부 반응을 훈장처럼 생각하지 말자. 누구나 먹고 있는 음식을 나만 못 먹는 것일 수 있다. 이럴 때는 음식을 천천히 섭취해 보길 권장한다.

○ 입 터짐, 폭식

'레드 라이트' 다이어트의 가장 큰 문제는 입 터짐이다. 친구들과 모임을 마친 후 집에 돌아왔다. 밖에서는 음식을 먹지 않고 잘 버텼는데, 집에 오니 음식 생각이 나서 참을 수 없었다. 결국 먹방을 켜놓고 가만히 바라보았다. 사람은 서 있으면 앉고 싶고, 앉으면 눕고 싶다. 먹방을 보기 시작하면 먹고 싶고, 먹기 시작하면 끝장을 보게 된다. '한 입은 괜찮겠지.' 생각했다. 먹기로 결정한 순간부터 블랙 아웃이 온 것처럼 아무 생각이 들지 않았다. 의식을 찾은 순간에는 이미 치킨과 피자를 먹고 있었다. 배달을 시켜서 음식을 배 터지게 먹을 때까지 아무 생각이 들지 않았다.

먹자마자 배가 너무 아파 견딜 수 없었다. 화장실로 뛰어 들어가 전부 게워 냈다. 지금 돌아보면 정상이 아니었다. 게워 낸 음식들을 보며 안도했다. '저 음식들은 소화되지 않았으니, 살이 찌지 않겠다.' 섭식장애를 앓기 시작했다.

다이어트를 시작하면 누구나 입 터짐은 겪을 수 있다. 그러나 입 터짐을 실패로 받아들이면 안 된다. 욕구를 억누를 때 나타나는 자연스러운 반응이기 때문이다. '몸이 음식을 필요로 하는구나.' 혹은 '어떤 보상이나 영양분을 원하는구나.'라고 이해해야 한다.

우리 몸은 영양소가 부족하면 그렐린이라는 호르몬을 분비한다. 그렐린은 식욕을 억제하는 렙틴과 다르다. 위를 팽창시키고 식욕을 촉진한다. 입 터짐도 호르몬 때문일 수 있다. 실제로 다이어트 때문에 식사를 자주 건너뛰면 뇌신경은 더욱 자극을 받아 그렐린을 분비한다는 연구 결과가 있다. 의지와 호르몬의 싸움에서는 대부분 호르몬이 이긴다고 생각한다. 분명 강력한 의지를 가진 사람도 있겠지만, 호르몬은 생존과 연관된 기본적인 몸의 메커니즘이다. 먹지 않을수록 그렐린은 더 많이 분비되고, 과도하게 분비된 그렐린은 폭식을 야기한다.

음식을 섭취할 때 뇌는 쾌락을 얻는다. 제임스 그로브와 재커리 나이트 박사는 네이처지에 음식 섭취와 도파민의 관계를 설명했다. 음식이 흡수될 때 도파민 활성 세포가 가장 자극을 받는다는 것이다. 먹을 때보다 흡수될 때 도파민이 자극을 받았다. 맛도 중요하지만 뇌는 에너지를 원한다는 뜻이다. 수분 충족과 에너지 충족에 따라 도파민이 분비되는 위치도 달랐다. 실험에서 생쥐는 에너지로 인해 도파민을 분비했다.[4] 음식을 먹었을 때 도파민이 분비된다면, 뇌는 쾌락을 얻기 위해 음식을 더 먹을 가능성이 있다.

'시장이 반찬'이라는 말도 사실이다. 에너지를 충족할 때 도파민이 분비되기 때문이다. 그러니 절식은 두 가지 문제를 야기한다. 그렐린 분비로 폭식을 유도하고, 뇌는 에너지를 얻지 못한다. 피트니스 경기 후에 선수들은 도넛을 먹으며 행복해 한다. 전류가 몸을 타고 흐르는 기분을 느끼기도 하는데, 역시 도파민 때문일 수 있다. 때로는 정신이 반응하기도 전에 신체가 먼저 반응한다.

---

[4] James C. R. Grove et al. "Dopamine subsystems that track internal states." Nature volume 608, pages374-380 (2022)

Tip. 몸에 영양분이 부족하다면

음식을 지속적으로 섭취하지 않으면 몸은 알아서 영양분을 저장한다. 음식이 들어오지 않을 때를 대비하는 것이다. 영양 섭취가 적으면 몸은 생존을 위해 영양분을 지방으로 저장한다. 조상들은 배가 고파도 음식을 먹지 못할 때가 많았다. 이를 위해 몸은 에너지를 지방의 형태로 저장했다. 절식의 메커니즘도 비슷하다고 한다. 절식할수록 폭식이 가까워지고, 몸은 알아서 지방을 축적한다. 심각한 절식과 폭식의 과정이 반복되면 요요가 잘 오는 체질이 될 수 있다. 적당량의 음식을 꾸준히 섭취하는 편이 좋다.

○ 건강 악화

다이어트 6년 차가 되면서 강박이 더 심해졌다. 성취했을 때 오는 쾌감이 더 컸기 때문이다. 어떻게든 먹지 말아야 할 이유를 만들었다. 몸이 말라 갔다. 몸이 마르는 건 살이 빠지는 것과 엄연히 달랐다. 힘이 없고 근육도 빠지고, 기력 없는 사람처럼 변해갔다.

"야, 너 황달 온 거 아냐?"

아니라고 대답은 했지만 확신할 수 없었다. 당시에 피곤해 보인다는 말을 정말 많이 들었다. 기력이 얼마나 부족한지 통화를 하기도 힘들었다. 스스로 인정하는 음식이 아니면 다 게워 냈다. 수시로 체온이 떨어졌으며 갑상샘 기능이 저하되고, 간 수치도 높아졌다.

☞ **다음 증상이 있다면 반드시 다이어트를 멈춰야 한다**
- ☐ 얼굴이 노랗게 변한다.
- ☐ 근육이 빠지는 속도가 빠르다.
- ☐ 손발이 차갑고 떨린다.
- ☐ 감정 기복이 심하다.
- ☐ 소화가 잘 안되고, 입맛이 떨어진다.

몸이 약해지면 다이어트를 반드시 쉬어야 하는데, 이러한 부작용을 다이어트가 잘 되는 과정으로 오해하기도 한다. 몸이 약해지면 우선 다이어트를 중단하길 권한다. 자칫 요요가 잘 오는 체질이 될 수도 있다. 다시 말하지만 영양소가 부족해지면, 몸은 근육을 분해해서 지방으로 축적한다. 몸이 약해지면 한계를 넘었다는 뜻으로 받아들이고 다이어트를 잠시 멈추자.

○ 피폐한 관계

친구들과 저녁 약속을 잡았다. 식단을 칼같이 지켜야 하기 때문에 저녁 약속을 잘 잡지 않지만, 친구들의 성화로 식사를 하게 됐다. 마음이 썩 내키지 않았다. 음식 칼로리를 전부 계산해서 먹어야 하는데 친구들과 만나면 눈대중으로 할 수밖에 없기 때문이디. 고삐를 풀년 나와의 약속을 지키지 못했다는 죄책감과 무력감이 휘몰아쳤다. 대부분의 약속 이후에 죄책감이 몰려왔다. 후폭풍이 두려웠지만, 친구들을 안 볼 수는 없으니 식당을 향했다. 친구들과 식당에 앉아 음식들을 시켰다. 오랫동안 식기에 손을 대지 않았다.

"야 넌 안 먹을 거야?"

친구들이 핀잔을 줬다. 샐러드가 있다면 그나마 괜찮았다. 나도 마음이 놓였으니까.

그러나 반대의 경우도 있었다. '오늘은 제대로 먹어야지.' 결심하고 기쁜 마음으로 파스타를 먹고 있는데, 친구가 말했다.

"다이어트 한다면서 이런 거 먹어도 돼?"

친구는 별생각 없이 말했겠지만 나로선 부담을 느꼈다. 파스타를 내려놓고 채소만 먹었다.

다이어트로 인해 나는 스스로를 고립시켰다. 괜한 핀잔과 부담스러운 관심 때문에 친구들과 점점 멀어졌다. 필요한 경우에 식사 시간을 피해 약속을 잡았다. 함께 커피라도 마시곤 했는데, 언제부턴가 자연스럽게 친구들과 만나지 않게 됐다. 극심한 다이어트로 인해 자주 외로움을 느꼈다.

☞ 친구 관계 문제 진단 테스트
- ☐ 사람들과 밥을 먹으면서 다이어트 실패 가능성을 생각한다.
- ☐ 다른 다이어터와 자주 식단을 비교한다.
- ☐ 식단 때문에 지인과의 만남을 기피하고 싶다.
- ☐ 모임을 나가더라도 절식한다.
- ☐ 자신만의 규칙을 외부에서도 지키려 한다.
- ☐ 주변 사람들이 내 식단에 대해 불편한 감정을 숨기지 않는다.

☐ 타인과 있을 때는 엄격하지만 혼자 있으면 규칙이 무너지는 일이 반복된다.

4.
정신에 그린 라이트 켜기

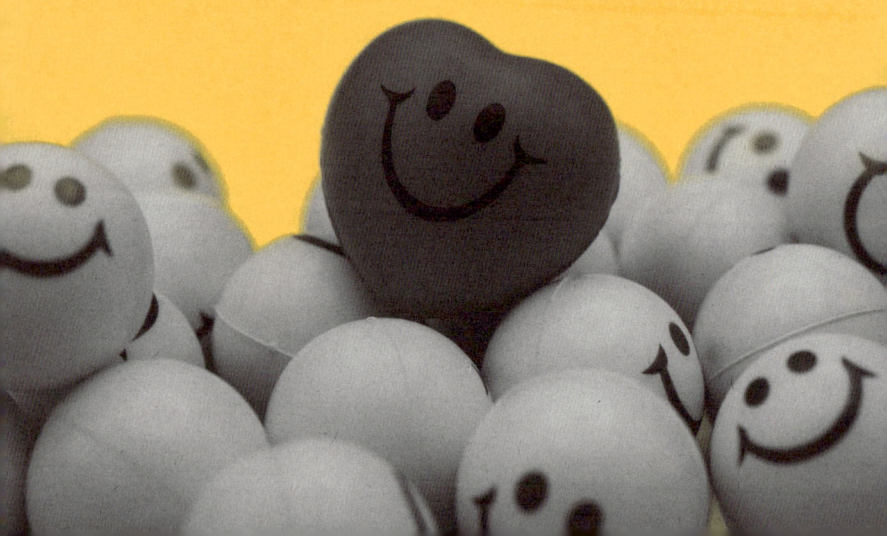

다이어트나 운동 관련 인플루언서들은 살 빼는 것에 대해 많이 생각할까? 그렇지 않다. 오히려 어떻게 하면 건강한 삶을 살 수 있을까 고민한다. 경험상 다이어트에 대한 생각을 많이 하는 사람일수록 오히려 살이 찐 경우가 많았다. 건강하고 좋은 라이프 스타일을 가지려고 노력하다 보면 살은 저절로 빠진다는 뜻이다. '그린 라이트' 다이어트의 목표도 건강한 라이프 스타일 구축이다.

더 이상 숙제처럼
다이어트 하지 말자

언제까지 다이어트를 숙제처럼 할 것인가. 의무에 의한 다이어트는 요요도 쉽게 오고, 체력도 금방 소진된다. 그린 라이트 다이어트는 지속 가능성과 행복, 긍정적인 정신을 목표로 한다. 원하는 만큼 지속할 수 있어야 하며, 과정도 행복해야 하고, 정신적인 부담도 없어야 한다. 또 다른 형태의 다이어트일 뿐이라고 느낄 수 있지만 새로운 삶의 형태이다. 식습관을 관리하며 자기를 돌보고, 기본 체력을 기르는 것이다.

그린 라이트 다이어트에 대해 소개하지만, 하나의 방법을 소개할 뿐이지 절대적인 답은 아니다. '우리만 정답'이라고 한다면 이전과 다를 게 없다. 그래서 스스로를 돌보라고 제안한다. 단기간 체중 감소가 목적이 아니라 장기적인 건강과 행복에 초점을 두기 때문이다.

심각한 요요를 경험한 사람들이 내게 도움을 요청했다. 10년동안 키운 살이 4주 만에 빠져서 유지되기를 바라는 심정은 이해하지만, 과정도 결과도 고되다. 나도 그랬으니까. 답은 지속적인 관리에 있다. 점진적인 라이프 스타일 개선은 자신의 욕구를 어느 정도 충족하면서 다이어트도 가능하게 한다. 분명 속도가 빠른 방법은 아니지만, 원하는 목표를 달성할 가능성은 훨씬 높아진다. 건강하고 행복한 생활을 보장한다. 루

카 몬테시의 실험에 따르면 장기 다이어트는 체중 감량에 대한 만족도가 높고, 자신감 증진에 영향을 미친다.[1] 일관된 식습관 유지, 건강을 위한 신체 활동, 꾸준한 모니터링과 자기 이해가 필요하다.

---

1 Luca Montasi et al. 'Long-term weight loss maintenance for obesity: a Multidisciplinary approach.' in Diabetes Metab Syndr Obes., 2016; 9: 37-46 (https://www.ncbi.nlm.nih.gov/pmc/articles/PMC4777230/)

다이어트에 대한
막연한 환상 벗기기

다이어트는 갑자기 해야 하는 이벤트나 연례행사가 아니다. 살이 찌는 이유를 생각해 보자. 다양한 인과 관계가 있지만, 생활 습관과 연관이 깊다. 간식이나 야식을 먹는 것도 습관이다. 운동하는 시간과 강도도 사람마다 다르다. 우리가 원하는 다이어트는 새해 한 달, 여름 한 철만 위한 것이 아니다.

목표가 불분명한 노력은 자기 착취로 이어진다. 노력이 부족해서 자신을 망쳤다는 생각에 반복적으로 스스로를 학대한다. 현실이 마음에 들지 않아 이상적인 미래를 바라본다. 환상은 동기부여가 되기도 하지만, 현실과의 괴리로 좌절이 되기도 한다.

그럴 땐 다음 스텝을 따라 보자.

☞ **현실적 목표 조정**

_____

_____

_____

_____

☞ **자신이 생각하는 몸매를 그려 보자**

☞ 목표를 위해 해야 할 것들을 10가지 적어 보자

_____
_____
_____
_____
_____
_____
_____
_____
_____
_____

　10개 중 3개를 지우자. 목표도 낮추는 편이 좋다. 능력보다 높은 목표를 설정할 때 이미 스트레스를 받는다. 목표가 높을수록 강박도 생기고, 실패할 확률도 높아진다. 원하는 몸을 얻기 위해서는 지금보다 30% 정도 느슨한, 현실적인 목표를 설정하자. 매일 사소한 계획들을 충족하며 성취감을 얻는 편이 좋다. 목표를 하향 조정했다면 강박에서 벗어날 차례가 됐다.

- 머릿속에 칼로리 계산기가 있다.
- 달콤한 간식을 배제한다.

- 고칼로리 음식은 아예 먹지 않는다.
- 제로 음료만 찾는다.
- 아침, 점심, 저녁으로 체중을 계산한다.
- 저칼로리 음식 조리법을 고수한다.
- 단백질 보충제나 다이어트 한약, 보조제 등을 반드시 먹는다.
- 가능한한 탄수화물이 적은 음식을 선택한다.

강박뿐 아니라 식사에 대한 두려움도 벗어나야 한다. 지속적으로 식사를 하지 않으면 일반식에 대한 두려움이 생긴다. '이 음식을 먹어도 될까?', '살찌지 않을까?'. 사실 두려움이 오기 전에는 화가 나기도 한다. '살 빼야 하는데 이런 음식을 먹어야 한다니.' 두려움과 분노가 잘못된 방향을 향하고 있다. 그럴 때 우리의 마음은 어떤가.

- 한 번 먹기 시작하면 멈출 수 없다.
- 건강한 음식을 꼭 먹어야 할 것 같다.
- 금지 음식을 자주 먹었다.
- 스스로 절제력이 너무 없는 것 같다.
- 친구들이 다이어트 하는데 이런 음식을 먹어도 되냐고 묻는다.
- 목표 달성 전에 음식을 먹고 싶지 않다.
- 스트레스를 남에게 풀고 후회한다.

우리는 음식의 영향을 과대평가하고, 몸의 반응을 단순화하는 경향이 있다. 작은 음식 하나에 그간의 노력이 모두 수포가 되지는 않는다. 다이어트로 인해 음식이 너무 크게 느껴지는 건 아닐까. 한 끼 식사가 급격한 변화를 만들지 않음에도 불구하고, 한 번의 실패가 영원한 실패처럼 보이기도 한다.

☞ **다이어트하며 먹지 않기로 한 음식을 적어 보자.**

_____
_____
_____
_____
_____
_____
_____

그중 가장 먹고 싶은 음식을 먹어 보자. 생각보다 몸의 반응은 미미하고, 큰일이 생기지도 않는다. 자극적인 맛 때문에 신경이 곤두설 수 있지만, 계속 먹다 보면 그만한 감동도 사라진다. 하지만 그런 음식을 한두 번 먹는다고 해서 바로 강박이 사라지는 건 아니다. 음식을 먹은 죄책감으로 갑자기 운동을 나갈 수도 있다. '한 번 정도는 괜찮겠지.' 생각할 수 있다. 깊이 고민하지 말고 적절한 선에서 먹고 싶은 음식을 먹도록 하자. 다이어트는 몸의 밸런스를 찾는 과정이지 +,- 게임이 아니기 때문이다.

자기를
사랑하는 연습

　우리는 사랑할 만한 몸을 만들기 위해 노력하는가, 아니면 이미 사랑스러운 몸을 관리하기 위해 다이어트를 하는가? 사랑할 만한 몸을 만드는 사람은 자기 몸을 비하한다. '내 몸은 왜 이러지?', '살이 너무 쪄서 보기 싫어', '사진에서 왜 이렇게 자신이 뚱뚱해 보이지?' 같은 평가에 잠식된다. 자신을 아끼지 않는 다이어트는 통제와 학대로 이어질 뿐이다. 그렇기 때문에 먼저 자신을 사랑하기를 권한다. 태도는 한 번에 바뀌지 않는다. 태도는 습관이어서 지속적인 노력이 필요하다.

　진 크리스텔러와 루스 울에버의 연구에서는 마음 챙김을 통해 스스로를 받아들이고 인정하는 과정에서 폭식증과 같은 문제가 치료될 수 있다고 말한다.[2] 자신을 수용하는 방식은 다양한데, 마음 챙김이라는 기반의 스트레스 감소 프로그램은 개인이 현재를 받아들이도록 돕는다. 마음 챙김은 존 카밧 진에 의해 개발된 방식이다. 지속적인 자기비판에서 벗어나 폭식을 유발하는 감정을 치료하고, 감정적인 식욕과 배고픔의 차이를 구분하도록 돕는다.

2　Jean, L Kristeller and Ruth Q. Wolever, 'Mindfulness-Based Eating Awareness Training for Treating Binge Eating Disorder: The Conceptual Foundation.' Eating Disorder, 19:46-61 2011. Kristeller

스스로를 사랑하기 위해 내가 실천했던 내용들을 전한다.

○ 거울 앞에서 스트레칭하기

아침에 일어나 거울을 보며 스트레칭을 할 수도 있다. 반드시 거울을 보며 해야 한다. 눈으로 자신의 몸과 움직임을 익히는 것이다. 가끔 스트레칭이 지겨울 때는 예쁜 옷을 입고 꾸민 상태로 내 몸을 살폈다. '예쁜 옷을 입고 살피면 어떻게 살을 빼냐?' 질문할 수 있다. 하지만 장점을 먼저 바라보는 연습도 해야 한다.

사람마다 고유한 신체를 가지고 있다. 자신의 몸을 관찰하고, 몸의 움직임을 눈에 남기자. 이렇게 거울 앞에서 스트레칭을 할 경우 자신의 신체 이미지에 대한 긍정적인 인식을 증가시키고, 몸의 각 부위를 의식적으로 인지하는 데 도움을 준다. 신체적 긴장과 불편한 감정을 이완시키는 데 유용하다.

○ 셀프 칭찬과 호흡 가다듬기

사람은 누구나 귀하다. 분명 매력과 장점이 있다. 누군가의 인정을 구하기 전에 거울을 보며 스스로 칭찬해 본다. 작은 일 같지만, 폭식증이 왔을 때 다시 일어설 수 있게 해준 방법이다. 거울 속 자신을 긍정적으로 바라보는 일은 아주 쉽지만 누적된다면 효과가 엄청나다. 현 다이어트의 문제는 자신의 몸을 타인의 기준에 투영하는 것이다. 맞지 않는 옷을 입는 일이다. 자신의 장점을 칭찬하며 자존감을 높이자.

호흡 정돈은 스트레스로 인한 식욕을 줄이고 불안감을 낮춘다. 호흡에 집중하다 보면 현재에 집중할 수 있고, 여유가 생긴다. 자신의 몸과 마음이 요동치는 이유를 주목하고 이해하게 되며 이를 통해 감정 기복을 줄이고 안정성을 높인다.

○ 자기 이해하기

모든 다이어트는 자기 몸과 마음을 이해하는 데서 시작해야 한다. 누군가의 몸이 좋아 보여서 따라 하는 사람은 제대로 된 성취를 이룰 수 없다. 우리는 체육 선수처럼 정확한 산소 포화량이나 운동 능력을 확인할 수 없다. 하지만 자기 이해는 어떤 장비도 없이 가능하다.

다이어트를 라이프 스타일로 바꾸기 위한 자기 이해는 두 가지 측면으로 나눌 수 있다. 몸에 대한 이해와 정신에 대한 이해다. 몸의 경우에는 건강 검진이나 인바디로 정확한 수치를 확인하는 편이 좋다. "너무 인바디에 의존하지 마세요."라고 말하는 트레이너도 있다. 수치에 강박을 갖지 말라는 의도이다. 그러나 객관적으로 자신을 바라볼 줄도 알아야 한다. 감으로 느끼거나 눈바디를 보는 것보다 수치를 확인하는 편이 좋다.

정신 또한 몸처럼 객관적으로 봐야 한다. 다이어트를 하다 보면 쉽게 자기의 마음이나 기분을 간과한다. 몸을 많이 썼으면 휴식해야 한다는 사실은 알면서도, 정신력을 다 소모한 상태는 외면한다. 꾸역꾸역 운동하다 번아웃이 온다. 나는 정서를 다스리기 위해 감사 일기를 쓴다. 아주 쉬운 일 같지만 실제로 해 보면 지속적으로 자신을 관찰하는 일은 어렵다. 하지만 그만큼 자신의 생각과 기분을 면밀히 검토할 수 있다.

⭕ 몸의 신호를 이해하고 반응하라

몸은 다양한 신호에 반응하도록 설계되었다. 다이어트를 하다 보면 이 신호를 무시하게 된다. 꼬르륵 소리를 무시하거나, 몸이 힘들어하는 것을 의지로 넘어서려 한다. 부자연스럽게 욕구를 억누른다. '레드 라이트' 다이어트의 가장 주된 문제이다. '그린 라이트' 다이어트는 '몸의 신호 읽기'부터 시작한다. 가장 기본적인 신호부터 시작해야 한다. 부종이나 소변 색깔은 확실한 몸의 신호이다. 누구라도 이런 신호는 무시하지 않지만, 그 전부터 몸은 다른 신호를 보낸다. 피로감, 무력감, 식욕 등이다. 이런 신호를 구분할 수 있도록 지속적으로 자신을 돌봐야 한다. 배고픔의 신호와 다른 신호의 구분은 면밀한 자기 관찰 외에 다른 방도가 없다. 실제로 배가 고프다면 손이 떨리거나, 갑자기 춥거나 하는 느낌이 든다. 자신이 배가 고플 때 어떤 반응을 하는지 적어 보면 진짜 배고픔의 신호가 무엇인지 가려낼 수 있게 된다.

앵글리아 러스킨 대학의 바이런 스와미 교수는 공복일 경우 기쁨

수치가 낮아진다고 진단했다. 이런 이야기를 들으면 기쁨을 위해 늘 배부름을 유지해야 한다고 생각할 수 있다. 하지만 사람이 늘 기뻐야 하는 건 아니다. 음식을 통한 쾌락 과잉은 무절제한 식생활의 반증이다. 무절제한 사람은 관리하는 사람이 아니다.

강박을 겪는 사람은 공복에서 학습된 기쁨을 누릴 수 있다. '다이어트를 잘하고 있다.'라고 스스로 평가할 수 있다. 이는 왜곡된 감정이다. 규칙적인 식사 사이의 일시적 공복은 몸의 균형을 맞추는 과정일 뿐이다. 두려워할 필요도 없고, 기뻐할 필요도 없다. 공복 자체가 기쁘거나 두려운 것은 아니다. 오히려 익숙하지 않아 힘들다는 느낌이 드는 게 당연하다. 어쩌면 공복을 다이어트 성공 여부와 관련짓는 것 자체가 학습된 결과일 수 있다. 진정한 몸의 신호를 이해하자.

○ 학습된 식욕

학습된 식욕은 조건 반사를 일으킨다. 흔한 예시는 특정 시간마다 허기를 느끼는 것이다. 어떤 사람은 아침을 꼭 먹어야 한다. 전날에 과식을 했든 아무것도 먹지 않았든 상관없이 국과 밥을 먹어야 속이 개운하다고 한다. 물론 규칙적으로 먹으면 다이어트에 아주 좋다. 그런 사람들은 대부분 다이어트에 고민이 없다. 상황에 따라 불규칙적으로 야식을 먹거나 과식을 하는 게 문제이다.

시험 기간만 되면 학생들은 당과 카페인으로 범벅이 된 음료를 섭취한다. 심지어 효과를 높이기 위해 여러 카페인 음료를 섞어 섭취한다. 에너지를 더 얻을 수 있다고 생각해서 그렇다. 사실 에너지를 얻는 것이 아니라 피로를 지연시키는 것이다. 카페인은 피로를 풀어주지 못한다. 졸음을 유발하는 아데노신 호르몬과 구조가 비슷한데, 그 호르몬 수용체에 카페인이 대신 결합하는 것이다. 여전히 아데노신은 남아 있고 카페인이 사라지면, 다시 아데노신과 수용체가 결합해 미뤄둔 졸음이 쏟아진다. 절대 새로운 에너지를 얻을 수 없는데도 시험 기간이라는 조건에 반응하는 것이다. 냉정하게 말하면 그냥 자는 게 집중력 향상에 좋다.

잘못 학습된 식욕은 먹지 않아도 될 음식을 먹게 해 잉여 에너지를 만든다. 이미 충분한 에너지가 있기 때문에 몸은 더 이상 식사를 원하지 않는데도 말이다. 이를 피하려면 자각을 통해 진짜 음식을 먹고 싶은지 확인하는 것이다. 배달을 시키기 전에 잠시 멈춰서 '내가 왜 지금 치킨을 먹고 싶어 하지?' 생각해 보자. 먹어야 한다는 생각을 완전히 차단하기는 어렵지만, 그래도 식욕을 관리할 수 있다. 이 또한 훈련이다. 처음에는 자각을 하더라도 식욕을 뿌리치기 어렵지만, 꾸준히 자각하고 유혹을 뿌리치는 횟수를 늘리면 어떨까. 복잡하게 생각하지 말자. 솔루션은 단순할수록 강력하다.

Tip. 치팅과 잉여 에너지

치팅데이는 다이어트를 하다가 먹고 싶은 음식을 마음껏 먹는 날을 뜻한다. 많은 다이어터가 평일에 다이어트를 열심히 하고 주말 중 하루를 치팅데이로 정한다. 이날만큼은 마음껏 치킨, 피자 등 고칼로리 고지방 음식을 시켜 먹는다. 그러나 치팅데이의 부작용으로 요요가 오거나 대사에 문제가 생길 수 있다. 다이어트를 하는 동안 몸은 대사에 사용하고 남은 영양소를 저장하려 한다. 치팅데이에 먹은 음식은 고스란히 지방으로 축적될 수 있다.

○ 나의 몸은 어떤 상태일까?

 기본적인 몸의 상태를 확인하기 위해서는 객관적인 지표가 필요하다. 건강 검진을 먼저 받아 보길 권한다. 검진에 나타난 수치만큼 정확한 것도 없다. 병이 있을까 두려워서 검진을 받지 않는 사람들도 있는데, 그런 상태에서 다이어트 하는 것은 경계해야 한다. 적어도 자신이 어떤 상태에 놓여있는지는 알아야 한다. 그래야 먹을 음식을 고르고, 운동을 선택할 수 있다. 살을 빼는데 검진이 왜 필요하냐고 반문할 수 있다. 하지만 생각보다 살이 찌는 이유는 다양하다.

 미역 다이어트는 한때 큰 주목을 받았다. 나도 미역 다이어트를 눈여겨보았다. 하지만 나는 갑상샘 질환을 앓고 있었기 때문에, 미역 다이어트를 할 수 없었다. 갑상샘 환자에게는 미역에 함유된 아이오딘 성분이 좋지 않기 때문이다. 갑상샘 저하증 환자는 기초 대사량이 낮아져 살이 찐다. 반대로 갑상샘 항진증 환자는 갑상샘 수치가 높아져 살이 빠진다. 만약 갑상샘 환자가 살을 빼기 위해, 혹은 포만감을 위해 미역을 섭취한다면 건강에 치명적인 해를 입을 수 있다. 심지어 아이오딘은 갑상샘 기능 항진증 환자가 먹어야 하는 항갑상샘제의 반응을 더디게 만든다. 자신의 몸이 어떤 상태인지 알지 못한다면 치명적인 실수를 범할지도 모른다. 자신이 어떤 체질을 가진 사람인지 그래서 무엇을 피해야 하는지 확인하기 위해 수시로 검진을 받아야 한다.

다음은 건강 상태에 따른 운동법 및 관리법이다. '그린 라이트' 다이어트를 시작하기 전에 문제가 있다면 해당 내용을 참고하자.

혈당

우리나라 국민 중 당뇨환자는 470만 명이다. 당뇨가 오면 손을 쓰기 어렵다. 다음 증상이 있으면 반드시 당뇨 검사를 해 보자.

- 많이 먹지 않았는데 살이 찐다.
- 술을 많이 마셨는데도 불구하고 몸이 개운하다.
- 자도 자도 피곤하고 계속 눕고 싶다.
- 상처가 잘 낫지 않고 몸에 염증이 생긴다.

당뇨가 있다면 간헐적 단식은 피하자. 간헐적 단식을 하게 되면 짧은 시간 내 음식을 많이 섭취하게 되는데, 이때 혈당이 급격하게 오를 위험이 있다.

빈혈 수치

빈혈이 없어도 다이어트 중 비슷한 증세를 보일 수 있다. 두 가지 경우가 있다. 수분이 부족한 경우와 혈액 내 영양분이 부족한 경우이다. 이 외에는 진짜 빈혈인지 의심해 봐야 한다. 건강 검진을 통해 확인할 수 있지만, 빈혈 증세가 보이면 우선 수분 섭취를 늘려 보자. 그래도 증세가 개선되지 않는다면 영양 공급을 위해 탄수화물 섭취를 늘려 보자. 탄수화물을 줄이면 빈혈과 비슷한 증상을 동반할 수 있다. 이후에도 계속 머리가 어지럽고 블랙 아웃이 오거나, 몸에 무리가 온다면 다이어트의 강도를 낮추거나 멈추도록 하자.

빈혈이 있다면 균형 잡힌 식사를 해야 한다. 저탄수 고지방 다이어트 같은 식단은 심한 영양 불균형을 초래할 수 있기 때문이다. 특히 다이어트 자체가 면역력을 낮추기 때문에 과한 운동도 자제해야 한다. 무거운 아령을 들면 어지럼증이 심해질 수 있다. 땀을 많이 흘리거나 무거운 기구를 드는 다이어트는 피하자.

콜레스테롤 수치

콜레스테롤 수치는 증상으로 구분되지 않는다. 반드시 혈액 검사를 통해 확인해야 한다. 콜레스테롤 수지가 높을 때 운동과 식이요법으로 치료가 가능하다고 생각할 수 있지만 그렇지 않은 경우도 있다. 반드시 의사와 상담하자. 콜레스테롤 수치가 높다면 운동으로 잘 조절되지 않는다.

콜레스테롤 수치가 높으면 음식을 가려 먹어야 한다. 특히 불에 구운 음식을 섭취할 때 조심해야 한다. 불에 직접 구운 음식은 콜레스테롤 수치에 좋지 않다. 우리가 탄수화물 : 단백질 : 지방 비율이 좋다고 여기는 음식인 햄버거는 콜레스테롤 수치를 올리는 주범이다. 이 외에도 동물성 지방, 곱창, 고지방 우유는 피하자. 운동은 유산소를 추천한다.

간 기능 수치

복싱을 하던 친구가 있다. 꾸준히 운동해 온 친구였는데, 간이 안 좋다는 이야기를 듣고 놀랐다. 의사는 친구에게 술을 줄이라고 권했다. 결국 술을 끊고 가벼운 산행을 하기 시작했다. 음식도 자연식을 먹었다.

운동을 열심히 한다고 해서 건강한 것은 아니다. 특히 무리한 다이어트는 간에 치명적일 수 있다. 심지어 간은 상태가 안 좋아져도 특별한 증상이 없다. 심한 운동을 할 경우, 간으로 들어가는 혈액의 양이 줄어든다는 연구 결과가 있다. 그럴 때는 고강도 운동을 피하고 가벼운 산행이나 산책을 하자.

다이어트를 시작하기 전에 반드시 건강검진을 통해 자기 몸을 점검하자. 보이는 것이 전부가 아니다. 나도 한창 몸을 만들고, 화보를 찍을 때 몸이 튼튼하다고 생각했다. 고지혈증이 있을 거라고는 생각도 못 했다. 보이는 것과 실제 건강은 다르다.

5.
식사에 그린 라이트 켜기

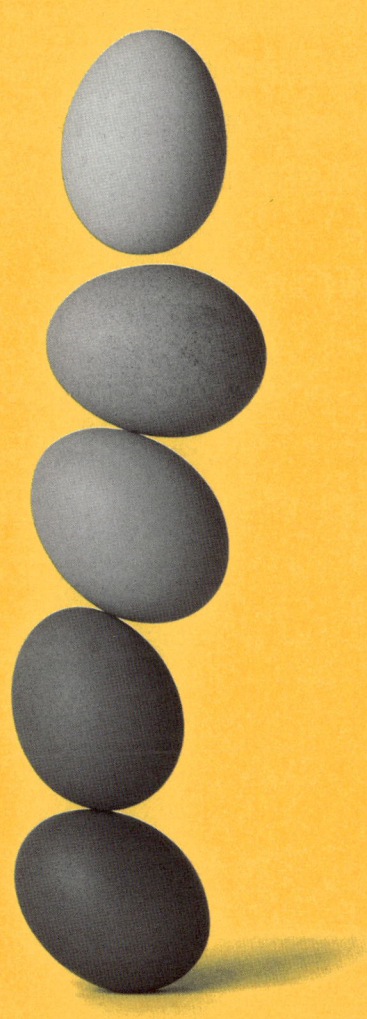

매일 먹은 음식을
기록하고 감사하자

집요하게 칼로리를 계산하고, 성분을 분석하는 다이어리는 접어두자. 다이어리를 적는 방식은 두 가지가 있다. 하루를 시작할 때 쓰는 To-do 리스트와 하루를 마감하며 쓰는 일기다. 분명 성격이 다르다. 마감하며 쓰는 글은 자신을 돌아볼 수 있게 한다. 하루를 반성하거나 좋았던 일, 느낀 점, 감사 일기를 써본다.

김그린의 일기

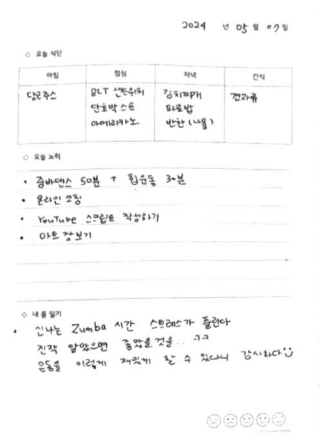
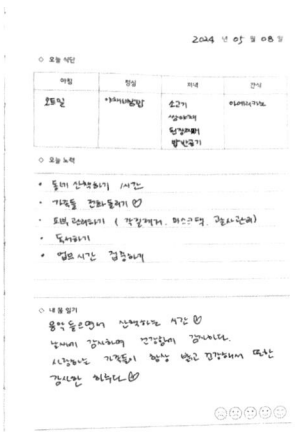

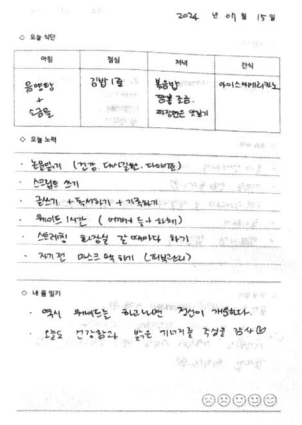 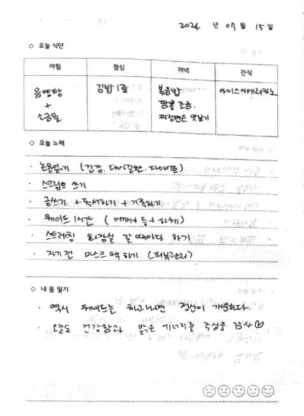

우리가 음식을 선택하는 이유는 오직 다이어트 때문이 아니라는 점을 생각하자.

하루 중 먹은 음식을 간략하게 적고, 아래 감사 일기를 적는다. 완벽하게 적을 필요는 없다. 음식을 기록하는 이유는 깅빅에서 벗어나고, 과잉 섭취를 막기 위해서다. 또한 감사 일기를 적으면 스스로에게 조금 더 너그러워진다. 음식을 보는 시선도 바뀌게 된다. 느슨한 기록을 통해 먹은 음식을 수용할 줄 아는 마음을 가질 수 있었다.

유연한 계획 짜기

만약 계획을 짜고 싶다면 다음과 같이 시도해 보자.

옳은 예
- 튀긴 음식을 먹기 전에 샐러드를 먹는다.
- 떡볶이가 먹고 싶다면 가짜 배고픔이 지나가기를 기다린다.
- 브라우니를 반만 먹고 남겨 본다.

옳지 못한 예
- 떡볶이, 케이크, 아이스크림은 절대 먹지 않는다.
- 모든 식사에서 탄단지 비율을 계산한다.
- 매일 아침 샐러드만 먹는다.

'먹지 않겠다.'는 계획은 지양한다. 나는 대안 계획을 세웠다. '튀긴 음식을 먹을 때는 채소를 함께 먹는다.' 부정하는 계획보다 훨씬 건강하다. 먹고 싶은 마음도 충족하고 다이어트도 지속할 수 있다. 채소를 곁들여 먹는 일은 별로 어렵지 않다. '모든', '매일' 같은 단어는 여지를 두지 않기 때문에 계획을 세울 때 피해야 한다. 우리가 실패하거나 낙담하는 이유도 이런 단어를 사용하기 때문이다. 그러니 유연한 단어를 선택하길 권장한다. 특정 음식을 아예 먹지 않는 계획은 현실성이 떨어진다.

다음과 같은 계획도 있다. '채소, 단백질, 탄수화물 순으로 식사를 한다.' 분명 아침에 시리얼을 먹고 싶을 수도 있고, 밥을 먹고 싶을 때도 있다. 그럴 때는 '아침은 무조건 샐러드야.'라며 스스로를 단죄하지 말고, '먼저 샐러드를 먹고 시리얼이나 밥을 먹자.'고 계획해 보자.

습관 만들기

파블로프의 개 실험은 유명하지만, 후속 실험은 많이 알려지지 않았다. 조건 반사를 없앨 수 있는지에 대한 실험이다. 방법은 간단하다. 종을 울리고도 개에게 밥을 계속 주지 않는다면, 개는 종이 울려도 밥이 나오지 않는다는 사실을 이해하게 된다. 처음에는 당연히 혼란스러워했지만, 몇 차례 반복된 후로는 종과 음식 사이에 관련이 없다는 사실을 받아들였다.

식사도 똑같다. 강박으로 인해 많이 먹거나 적게 먹는 습관을 끊기 위해서는 조건 반사적인 습관을 무너뜨려야 한다. 스스로 금지한 음식을 먹을 때마다 더부룩한 느낌이 든다면, 천천히 조금씩 먹어보자. 처음에는 거부 반응이 있을 수 있지만 먹다 보면 조금씩 더 먹을 수 있게 되고, 결국에는 몸이 받아들인다.

금지했던 음식을 조금씩 먹어가며 자신의 몸 상태 변화를 느껴보자.

여러 음식을
동시에 섭취하지 말기

음식에 적응하고자 하면 여러 음식을 동시에 먹는 일은 잠시 미뤄두는 편이 좋다. 여러 음식을 동시에 먹으면 음식의 고유한 맛과 느낌을 알아채기 어렵다. 에블린 트리볼리는 <다이어트 말고 직관적 식사>에서 음식을 제대로 느끼기 위해 한 가지 맛만 먹으라고 한다. 아이스크림을 먹고 싶다면 한 가지 맛만 먹는다. 새로운 브랜드의 음식을 교차해 먹다 보면 새로운 자극에 노출되기 때문이다. 실제로 브랜드마다 바닐라 아이스크림의 맛마저 다르다. 음식을 자극으로 받아들이는 일은 피해야 한다. 좋아하는 음식을 먹으며 살을 빼기 위해서는 맛에 익숙해져야 과도하게 섭취하지 않을 수 있다. 맛과 지루함 사이를 오가야 한다. 그래야 포만감을 느낄 수 있다.

에블린 트리볼리와 엘리스 레시는 《다이어트 말고 직관적 식사》에서 총 10가지의 규칙을 제시한다.

- 다이어트 사고방식에서 벗어나라
- 배고픔을 존중하라
- 음식과 화해하라

- 음식 경찰에 반박하라
- 포만감을 느껴라
- 만족 요인을 찾아라
- 음식을 이용하지 말고 감정에 대처하라
- 몸을 존중하라
- 운동으로 기분의 차이를 느껴라
- 적당한 영양으로 건강을 존중하라

나는 10가지 규칙을 3가지로 요약했다.

- 통제에서 벗어나라
- 먼저 자신을 사랑해라
- 건강한 생활 습관을 만들라

중요한 것은 통제가 아닌 관리다.

식사 규칙 벗어나기

처음으로 '해야 한다.'에서 벗어나면 당황스러운 기분을 느낀다. 오랜만에 자유가 주어졌기 때문이다. 절대 규칙이 존재할 때는 식사에 대한 의사 결정을 직접 내릴 필요가 없었다. 따라하기만 하면 되니까. 지난 규칙들은 치워 두자. 충분히 노력하고도 슬펐던 당신은 위로 받아야 한다.

사람은 압박을 받으면 결국 튕겨 나간다. 견뎌내는 사람도 있지만 소수만을 위한 방법은 요요를 경험한 대다수의 사람에게 적절하지 않다. 통제에서 벗어나 관리하는 방식은 일반인을 위한 탈 다이어트지, 피트니스 선수를 위한 새로운 식이요법이 아니다. 극단적인 다이어트 때문에 식단을 포기한 선수들이 얼마나 많은가? 그들 역시 식단을 그만두면 금세 살이 붙기도 한다.

식단을 처음 포기한다면 하루 정도는 날을 잡아서 먹고 싶은 음식을 먹자. 실제로 맛있는 음식을 먹어야 결심을 해도 양을 조절할 수 있다. 뷔페를 갔을 때 어떤가? '진짜 많이 먹어야지.' 결심을 해도 실제로 먹다 보면 많이 먹지 못한다. 이후에 어느 정도 욕구가 충족되었다면 관리를 시작하자. 관리는 마음껏 음식을 먹는 것도 아니고 아예 먹지 않는 것도 아니다. 어느 수준으로 내가 섭취를 했을 경우 음식에 만족하는지 돌아 보자. 단숨에 식사 규칙을 벗어났다고 해서 내가 만족하는 수준을 알아낼 수는 없다. 몇 번은 실패를 거듭할 것으로 생각한다. 하지만 스스로 자각하고 내가 어느 정도 섭취를 했을 때 욕구가 완만히 해결되는지 살피려고 노력해야 한다. 관리는 꾸준한 자기 관심이 필요하다.

자유에
익숙해지기

지속 가능한 라이프 스타일에는 여유와 자기 주도성이 필요하다. 인간은 자유를 갈망하면서도 갑자기 주어지면 당황한다. 하지만 괜찮다. 처음 동굴에서 나오면 밝은 빛에 눈을 뜨지 못할 수도 있다. 강압적인 규칙이 제공하는 안정감과 죄책감의 굴레에서 벗어나야 한다. 직관을 통해 식사하다 보면 먹어도 될지 말지가 아니라 자신에게 집중하게 된다. 사실 음식 종류보다 중요한 것은 나에게 이 음식을 수용할 여유가 있는지다.

주변에 아무도 없고 오직 나와 케이크만 있다고 생각해 보자. 자기를 통제하는 사람은 '케이크를 먹지 말아야지'라는 제한을 둔다. 하지만 눈 깜짝할 사이에 먹어 치우는 사람도 통제받는 사람이다. 더 이상 자신을 통제할 대상이 없다는 생각 때문이다. 여유를 가지고 자기 주도권을 지닌 사람은 그렇지 않다. 적당량의 케이크를 먹은 뒤 '이 정도면 만족한다.'라고 자신의 몸 상태에 더 집중할 것이다.

자유란 곧 자기 주도권이다. 스스로 모든 것을 결정해야 한다는 뜻이다. 음식을 먹는 것마저 주도권이 없다면 삶의 다른 부분에서는 어떨까. 식사에서 자기 주도권을 회복하라. 우리는 대부분 선택할 겨를도 없이 음식이 앞에 있으면 먹는다. 결정하기도 전에 먹고 본다. 다이어트 중에 폭식하는 경우도 비슷하다. 어느 정도 먹고 나서야 '내가 이만큼이나 먹었다고?' 자각한다. 나와 상담하고 코칭을 받았던 사람들도 "정말 먹을 때까지 아무 생각이 안 들었어요. 먹고 나서야 '아 고삐가 풀렸구나.' 생각이 들더라고요."라고 말한다. 지속적인 주의와 자각이 필요하다.

단순한 방법이지만 나는 위에서 말한 감사 일기 쓰기를 추천한다. 무엇을 먹으며 사는지 돌아볼 수 있기 때문이다. 자각한다는 건 무의식으로 하던 행동을 수면 위로 떠오르게 한다는 뜻이다. 의식을 수면으로 떠오르게 하려고 자신의 행보를 기록할 필요가 있다. 영상으로 담으면 가장 좋겠지만, 그 정도 노력을 기울이지 않아도 된다. 감사 일기만으로도 지난날을 반추할 수 있다.

감정으로
대하는 식사

　식사는 감정과 연결되어 있다. 감정에 따라 음식을 소비한다. 앞에서 살펴보았지만, 음식과 감정은 긴밀한 연관이 있다. 음식으로 인해 감정이 변하기도 하고, 감정으로 인해 음식을 소비하기도 한다. '그린 라이트' 다이어트에서는 감정과 식사의 관계를 인정하는 것부터 시작한다.

　사실 머리로 건강한 식사가 좋다는 사실은 알지만 실천하기 어렵다. 피트니스계에서 활동했기 때문에 다이어트 지식은 웬만해서 뒤지지 않는다. 그러나 행하는 것은 다른 문제였다. 감정적 식사가 늘 나쁜 것은 아니다. 스트레스를 완화하고 대처하는 방법 중 하나이기 때문이다. 다만 관리하지 않으면 폭식으로 이어질 위험이 있다.

식사가 나에게 필요한가 따져보라

식사의 필요성을 따져봐야 하는 이유는 감정적 식사와 필수적 식사를 분리하기 위함이다. 하지만 스트레스를 받아 매운 음식이 당긴다면 감정의 만족을 위해서도 식사할 수 있다. 외면하면 오히려 더 식욕을 부추기는 꼴이다. 감정적 식사가 반복되는 게 문제이다. 미묘한 줄타기와 같다. 음식을 먹고 감정 해소도 어느 정도 가능해야 하며, 억누른 식욕이 폭발하지 않도록 조절하는 지혜도 필요하다.

수잔 앨버스는 우리가 '감정적 먹기'를 통해 감정을 차단하고 회피한다고 전한다. 외롭고 불안한 마음을 음식으로 푸는 것이다. 나는 단순히 차단, 회피뿐 아니라 감정을 강화하기 위해서도 음식을 먹는다고 생각한다. 이런 감정적 식사는 건강한 식습관을 망칠 수 있다. 그는 감정적으로 먹는 사람과 섭식장애를 앓는 사람의 공통점으로 '부정적 감정을 마주하기 어려워함'을 꼽았다. 감정을 다룰 줄 알게 되고 실제 음식 소비가 줄었다고 한다. 감정적 충동을 관리하면 식욕도 자연스러워진다.

음식을 감정적으로 대할 때 잊지 말아야 할 것은 음식을 앞에 둔 자신의 선택이다. 나와 음식의 관계를 매번 감정으로 정의하는 것은 라이프 스타일의 온건한 방식에 위배된다. 음식을 음미하고 감사하는 마음을 잊고, 스트레스 해소를 위해 무작정 욱여넣는 습관은 반드시 피하자.

사람과 사람을 대할 때도 마냥 감정적으로 대하는 것을 지양한다. 음식도 그렇다. 나와 음식의 관계는 나와 자신의 관계다. 무엇을 어떻게 섭취할지 고민하고 결정하는 것도 중요한 삶의 태도이다.

식사 결정하기

결정하는 데 두 가지 타입이 있다. 감정을 기반으로 결정하는 사람과 통찰을 기반으로 결정하는 사람이다. 수잔 앨버스는 <감정 식사>에서 감정을 기반으로 삼는 사람은 '반응'하고, 통찰을 기반으로 삼는 사람은 '대응'한다고 말했다.

감정에 이끌리는 사람은 자신의 기분에 반응한다. 얼마나 많은 다이어트 지식을 갖고 있는지, 혹은 얼마나 오랜 기간 다이어트를 해왔는지와 상관없이 어떤 기분에 노출되었냐에 따라 음식의 질과 양이 달라진다. 감정 주도형은 감정에 매몰될수록 건강하지 않은 식사를 한다.

이를 통찰 기반 식사로 바꿀 수 있다. 통찰 기반의 식사는 감정을 이성으로 억누르는 기존의 다이어트와 달리, 감정적 결정을 참고한다. 감정으로 인해 어떤 결과가 생길지 예측하고 기존의 목표를 한번 곱씹는 것이다. 예를 들어, 늦은 저녁에 집에 들어왔다고 가정해 보자. 피곤하다고 생각한다. 기분이 가라앉아 달콤한 무언가를 먹으면 기분이 좋아질지 생각할 것이다. 자신의 기분에 따라 보상으로 음식을 먹고자 하는데, 이때 결정이 어떤 결과를 초래할지 단서를 붙이는 것이다. '보상 심리로 달콤한 음식을 먹을 거야.'에서 '보상 심리로 달콤한 음식을 먹고 싶지만, 먹고 난 뒤 오히려 야식을 먹었다는 사실에 기분이 가라앉을 것 같다.'고 예측할 수 있다. 가벼운 예측으로도 불필요한 식사를 줄일 수 있다.

감정별
대처법

○ 우울함

우발적 식사를 하게 만드는 가장 큰 요인은 우울함이다. 우울한 감정이 들었을 때 음식을 시켜서 먹고 싶다면 잠시 기다리며 다른 일을 하길 바란다. 다른 일을 하는 동안 우울함이 지나갈 수 있다. 그럼에도 우울해서 먹어야겠다면, 스스로를 비난하지 말고 먹자. 음식을 먹는다고 더한 죄책감을 느낄 필요는 없다.

그러나 언젠가는 우울한 감정을 직면해야 한다. 우울을 직면한다는 것은 자신을 객관적으로 봐야 한다는 뜻이다. '아, 내가 지금 스트레스를 받는구나.' '음식으로 스트레스를 풀려고 하는구나.' 하며 음식을 섭취하려는 충동의 실체를 알게 된다. 마음이 힘들 때 급하게 많이 먹는 건 우울함에 대처하는 표면적인 이유일 뿐이다. 건강한 대처 방법은 무엇일까.

첫째로 자리를 벗어나는 것이다. 부엌이나 배달 앱이 아닌 다른 장소로 향해야 한다. 게임을 하거나, 소파에 누워 잠깐 자거나, 음악을 듣거나, 감정 일기를 쓰는 것도 좋다. 포인트는 음식과 거리를 두는 것이다.

둘째로 원하는 음식을 먹는 것이다. 먹고 싶은 만큼 양껏 먹는 것은 아니다. 두 가지 방법이 있는데, 죄책감이 덜 드는 음식을 먼저 먹는다. 그래도 건강한 음식을 먼저 먹은 다음에 먹고 싶었던 음식을 먹자. 샐러드 이후에 파스타를 먹는 것처럼 말이다.

셋째는 죄책감을 느끼지 않는 것이다. 음식을 먹으며 죄책감을 느끼는 것만큼 마음을 피폐하게 만드는 일도 없다. 죄책감을 느끼게 되면 또 다이어트에 실패했다는 생각에 오히려 마음이 풀어진다. 실패도 포용하자. 과정일 뿐이다. 다시 시작하면 된다. 다만 배가 가득 찬다는 느낌이 들기 전에 멈춰야 한다.

○ 외로움

외로움은 식사량에 영향을 미친다. 한 연구에서 식단을 관리하는 여성을 대상으로 외로움을 느끼도록 심리적 자극을 주었을 때 음식을 더 섭취했다고 한다. 외로움이 폭식의 근원이라면 우선 혼자 있는 것을 피하면 어떨까. 동아리 활동이나 건강한 야외 활동을 추천한다. 혼자 있기에 너무 적적하면 반려동물을 키우는 게 어떨까. 실제로 동물과 활동하는 사람들이 즐겁게 다이어트에 성공했다는 연구도 있다. 혹은 외로움을 이겨내기 위해 방을 소리로 가득 채우거나, 다른 활동으로 관심을 돌리는 것도 좋다.

○ 피로

브로델은 피로와 식사량의 관계를 발견했다. 12명을 대상으로 수면 시간이 줄어들수록 음식 섭취량이 늘어나는지 실험했다. 피실험자는 8시간 혹은 4시간 동안 수면을 취했고, 이후 자유롭게 음식을 섭취했다. 신체 활동을 기록하며 식욕, 만족감, 수면 감각 등을 평가했다. 실험 결과 적게 잘수록 음식에 대한 기쁨이나 식욕은 변하지 않지만, 음식의 섭취는 늘었다. 수면 시간은 절대적이다. 의지로 극복할 수 있는 대상이 아니다. 자신에게 맞는 수면 시간을 찾아야 한다. 누구는 8시간을 자야 하고, 누구는 6시간만 자도 피곤하지 않다. 나만의 적정 수면 시간을 확인하자.

○ 슬픔

기쁨과 슬픔 중 어느 쪽이 음식을 부를까. 스트리엔은 60명의 여학생을 대상으로 어떤 감정이 음식을 더 먹게 하는지 실험했다. 감정적으로 먹는 그룹과 덜 감정적으로 먹는 그룹으로 학생들을 구분했다. 슬픔이나 기쁨을 유도한 후 음식을 먹게 했더니, 감정적인 학생들이 슬플 때 더 많이 먹는 것으로 나타났다. 덜 감정적인 학생들은 두 감정 사이에서 섭취량 차이가 크지 않았다.[1]

---

1 T van Strien et al. 'Emotional eating and food intake after sadness and joy,' Appetite. 2013 Jul:66:20-5.

이는 슬픔이 더 강력한 식욕 촉진제라는 사실뿐만 아니라 감정에 둔할수록 음식을 덜 섭취한다는 사실을 유추할 수 있다. 무감한 사람이 되라는 뜻은 아니다. 그러나 슬플 때 먹는 음식은 절제할 필요가 있다. 마음이 평온하면 오히려 음식을 덜 먹게 된다.

드라마에서 슬플 때 비빔밥을 대야로 비벼 먹는 장면을 본 적이 있다. 작가가 다이어트 전문가는 아니겠지만, 실제로 많은 사람들이 비슷한 방식으로 슬픔을 해소한다는 사실을 경험에서 반영했을 것이다. 하지만 슬프더라도 감정과 음식을 연결하지 말자. 오히려 슬픔으로 생성된 에너지를 다른 곳으로 발산하자. 건강한 방법은 노래 듣기, 영화 감상, 일기 쓰기, 운동하기 등이 있다.

○ 우울증

우울과 달리 우울증 또한 음식 섭취와 연관이 있다.

- 음식을 멈출 수 없음
- 반복적으로 대량의 음식을 빠르게 섭취함
- 배부른 상태에서도 먹음
- 먹어도 먹어도 만족하지 못함
- 먹을 때 감정적으로 마비되거나 감정적으로 멀리 떨어진 것처럼 느낌

- 과다 섭취 후에 죄책감이나 불쾌함을 느낌

 우울증은 반드시 전문가와 상담해야 한다. 우울증은 자가 진단이 어려운 질병 중 하나다. 자신의 안전과 치료를 위해 전문가와 상담하길 바란다. 우울증을 제때 치료하는 것만으로도 안정적인 식사를 할 수 있다.

> **Tip. 공복의 장점**
>
> 공복 시간이 12시간 이상 되면 제 기능을 못하는 세포를 제거하거나 다시 에너지원으로 사용한다. 그래서 아침을 거르고 공복 시간을 최대한 가지려고 노력한 결과 몸이 더 가볍고 컨디션이 더 좋아졌다.

시간 정하기

시간을 정해 식사하자. 현대인은 정확한 시간을 지키며 생활하기 힘들다. 불규칙한 생활이 반복되기 때문이다. 일에 치여 식사 때를 놓치면 더 많은 양을 먹게 된다. 배가 고플수록 음식을 빠르게 섭취하게 된다. 뇌가 배부르다는 신호를 보내는 타이밍은 생각보다 느리다. 배가 다 찼어도 뇌는 아직 아니라고 판단할 수 있다. 그러다 보니 적정량을 넘겨 더 섭취하게 된다. 규칙적으로 식사하면 이런 과잉섭취를 피할 수 있다. 배고픔의 신호가 정점을 찍기 전에 몸의 요구를 들어줘야 한다. 그래야 덜 먹을 수 있기 때문이다.

만약 간헐적 식사를 하고 있다면 규칙적인 공복, 식사 시간을 유지하자. 어느 날은 16시간 단식을 하고 어느 날은 13시간 단식을 한다면 하지 않는 편이 좋지 않을까? 간헐적 단식은 특별한 훈련이 필요하다. 공복을 견뎌야 한다. 처음부터 이 공복을 견디는 일은 쉽지 않다. 익숙해지면 좋겠지만, 우리의 주변에 음식이 너무 많다. 그래서 나는 간헐적 단식을 유연하게 실천하기로 했다. 전날 몇 시에 무엇을 먹었느냐에 따라 다음날 첫 끼는 최대한 늦게 그리고 가볍게 먹으려고 노력한다. 야식을 좋아하는 편이라 밤 9시나 10시에도 치킨을 시켜 먹는다. 야식을 먹은 다음날은 배가 고프지 않아서 아침을 거르기도 했다. 지금까지도 아침을 잘 먹지 않는다. 12시까지 공복을 유지하고, 점심 식사로 시작하는 날도 많다.

    논문 결과에 따르면 간헐적 단식은 몸에 좋다고 한다. 과식을 하게 되면 장기에 피로가 쌓이고, 사멸해야 할 세포들이 계속 살아남는다. 단식을 하게 되면 몸은 에너지원을 찾기 시작하는데, 이때 건강한 세포들이 약한 세포나 돌연변이, 비만 세포를 잡아먹는다. 자가 포식이라고 한다. 세포들의 자가 포식은 비만을 없애주기도 하지만, 불필요한 세포를 없애 몸을 청소하는 역할도 한다. 이로 인해 안티에이징 효과까지 얻을 수 있다.

    간헐적 단식은 긍정적인 효과로 인해 주목을 받지만, 몸이 에너지를 유지할 수 있는 선을 지켜야 한다. 간헐적 단식이라고 해서 과도하게 단식을 하다가 피곤을 호소하는 사람들도 보았다. 하루에 한 끼에서 두 끼를 먹게 되기 때문이 오히려 더욱 균형 잡힌 식단을 해야 한다. 탄수화물, 지방, 단백질 등을 골고루 섭취해야 한다. 그래서 섭식장애나 다이어트 강박을 겪는다면 간헐적 단식은 추천하지 않는다. 오히려 스트레스만 받고 다이어트를 그르치게 된다.

    나는 섭식장애를 앓았을 때 샐러드만 먹었다. 먹으면 다 토해내던 시기에 간헐적 단식을 병행해 다이어트를 이어 나갔다. 영양분이 부족해 손톱이 부러지고 탈모 증상까지 왔다. 그래서 간헐적 단식의 방법을 유연하게 사용한다. 전날 과식을 하면 다음날에는 최대한 늦게 먹고, 더 움직이려고 노력한다. 운동을 추가하든지 식사를 미루는 방법이다. 스트레스 받지 않고, 먹고 싶은 것을 먹으니 살도 찌지 않는다.

공복에 익숙해지기

시간과 음식의 조화는 반드시 필요하다. 배고픔을 새로운 신호로 해석하는 것도 가능하다. 공복에 익숙해지는 것이다. 먹고 싶은 음식을 무한정 섭취할 수는 없다. 몸을 혹사시키는 일이기 때문이다. 실제로 과식하고 자면 다음날 몸이 무겁고 붓는다. 자기 몸의 신호를 이해하지 못하고 맛이라는 쾌락에 취해버렸기 때문이다. 공복 시간을 유지하는 일은 몸의 밸런스를 위해 필요하다.

누군가는 "좀 전에는 시간을 맞춰서 먹으라면서 이제는 굶으라고요?"라고 질문할 수 있다. 그냥 먹지 않고 굶는 것과 규칙적으로 식사하며 공복 상태를 만드는 건 다르다. 굶는 일은 식사를 뒤로 미루는 일이지만, 공복 상태는 특정한 식사 간격을 유지해 몸을 관리한다는 장점이 있다. 공복과 배고픔은 다르다.

다음은 에블린 트리볼리와 엘리스 레시가 제시하는 배고픔 현상이다.

- 배가 빈 느낌이 들거나 가벼운 통증이 동반된다.
- 목에 여린 통증 혹은 누군가 쥐어짜는 느낌이 들기도 한다.

- 자꾸 짜증이 나거나 기분이 나빠진다.
- 추위가 느껴지기도 한다.
- 졸음이 몰려온다.
- 피곤이 몰려오고, 아무 일도 하기 싫다.

공복을 유지하더라도 위의 증상이 나타나지 않을 수 있다. 꼬르륵거리는 소리는 위가 비어있다는 의미일 뿐, 위 고통을 수반하지 않는다면 배고픈 게 아니라 공복 상태일 뿐이다.

○ 가짜 배고픔? 진짜 배고픔!

머릿속의 생각이 진짜 배고픔과 혼선을 일으키기도 한다. 다음 경우는 진짜 배고픔이다.

- 전날 신체 활동이 많았을 경우
- 전날 음식 섭취가 너무 적을 경우
- 아침에 충분한 식사를 하지 못했을 경우
- 아침에 운동을 격하게 했을 경우
- 신체의 주기적인 호르몬 변화(생리 등)로 인한 배고픔

대부분의 사람들은 '밥을 먹었는데 또 배가 고프다고? 평소에는

이렇게 먹지 않았는데?'라며 몸이 보내는 신호를 무시한다. 진짜 신호를 가짜라고 인식하면, 진짜 배고픔을 외면하게 된다.

전문가들은 '뇌는 목마름과 배고픔을 구분하지 못한다.'고 말한다. 원래 의도는 '물을 많이 마셔야 한다.'는 것이지만, 다이어터들은 '이 배고픔은 목마름일 뿐이야.'라고 생각하며 물을 들이켠다. 혹은 배만 채우기 위해 '공갈 음식'을 먹는다. 곤약 젤리, 무설탕 음료, 뻥튀기를 먹으며 헛배를 불린다. 배고픔에 대한 감각이 소실되는 것은 당연하다.

☞ **진짜/가짜 배고픔을 구분하기 위해 아래 표를 완성해 보자.**
해당 음식을 먹고 싶은 이유와 기분을 적어보면 어느 정도 판별이 된다.

음식	먹고 싶은 이유	먹은 후 기분
예) 짜장면	이사할 때 기쁘게 먹었던 기억	당시의 추억이 떠올라 기뻤다

한 끼를
한 끼답게

프랑스인은 성인 인구의 7% 정도가 비만이라고 한다. 미국 성인 비만 인구는 이의 3배나 된다.[2] 프랑스인이 건강한 식사만 했기 때문일까? 아니다. 프랑스인의 식사는 미국인 식사보다 25%나 지방을 많이 섭취하고, 술을 적게 마시지도 않는다. 프랑스인이 살찌지 않는 이유는 긴 식사 시간과 관련이 있다. 그만큼 천천히 먹는다는 뜻이다.

음식을 분자까지 쪼갤 수는 없다. 하지만 최대한 쪼갠다는 생각으로 먹어야 한다. 꼭꼭 씹는 것이 좋다는 사실은 누구나 안다. 소화가 잘 되고 과식을 방지하기 때문이다. 근육을 움직이는 일이고, 시간을 버는 일이다. 식사 시간이 길수록 좋다. 몸은 외부에서 음식이 들어온다고 바로 포만감을 느끼지 않기 때문이다. 식사 시간을 늘리면 여유를 두고 식욕을 다스릴 수 있다.

⭕ 포만감을 알아내는 테크닉

천천히 먹었을 때 느낄 수 있는 포만감의 정도가 있다. '이 정도면

---

[2] https://news.kbs.co.kr/news/pc/view/view.do?ncd=477412

약간 모자라지만 기분이 좋다.'고 느낄 정도면 된다. 조금 더 먹는다면 졸음이 올 수 있고, 지나치게 배가 불러 불편할 수 있다. 먹고 싶다는 생각이나 식욕이 사라지는 지점을 찾고 그 느낌에 익숙해져야 한다. 에블린은 《직관적 식사》에서 포만감에 익숙해지는 실험을 제안한다.

- 미지근한 물을 2~4잔 정도 준비한다.
- 차분한 환경에서 5분 정도 포만감이 들 때까지 물을 계속 마신다.
- 연속으로 마시지 않아도 괜찮다.
- 포만감이 들었다면 그 감각에 익숙해지도록 한다.

○ 포만감 지속 음식

모든 영양소가 포만감을 지속시키지만, 그 성격이 상이하다. 단백질은 포만감을 증가시키는 데 도움이 된다. 고기류, 콩, 생선 같은 음식이 있다. 지방은 음식의 소화 속도를 늦춘다. 영양소 중 가장 속도가 느리다. 견과류, 오일, 버터, 유제품(저지방 유제품 제외), 아보카도 등이 있다. 탄수화물은 부피가 크기 때문에 포만감을 유지하는 데 도움이 된다. 식이 섬유와 같이 섭취할 때 소화 속도가 느려진다.

저칼로리 식품은 대부분 포만감을 유지하는 데 도움이 되지 않는다. 식사 후에는 포만감이 있지만, 조금만 시간이 지나도 허기를 느낀다.

실제로 배는 금방 꺼지고 몸은 다른 에너지원을 찾게 된다. 헛배가 부른 느낌은 양에 비해 영양소가 부족해서일 수 있다.

☞ **사람마다 원하는 맛과 포만감이 다를 수 있다.**
다음에서 포만감을 시간별로 체크해 보자.

섭취 시간	포만감이 얼마나 지속되는가?

Tip 천천히 먹어야 덜 먹는 이유

몸이 배부르다는 신호를 어떻게 이해하는지 과정을 이해하면 좋다. 식욕은 대부분 호르몬에 의해 조절된다. 식욕을 억제하는 호르몬은 렙틴이다. 배고픔을 느끼게 하는 호르몬은 그렐린이다. 식사를 하자마자 그렐린이 렙틴으로 바뀌지 않는다. 렙틴이 분비되는 데 15분 정도가 소요된다고 한다. 하지만 고려대 가정 의학과 김도훈 교수가 8,700여 명을 대상으로 실시한 식습관 실태조사에서 한국인은 90%가 음식 섭취를 15분 이내에 마쳤다. 렙틴이 분비되기까지 시간이 너무 짧다는 뜻이다.

시간을 충분히 갖고 식사해야 한다. 최소한 15분은 넘기자는 생각으로 음식을 꼭꼭 씹어 먹는다. 한 끼 식사에도 정성을 다하자. 식사를 대하는 태도가 자신을 대하는 태도이다. 스스로에게 최고의 식사를 대접하면 어떨까. 많이 씹을수록 뇌는 많이 먹은 것으로 착각한다. 할 수 있다면 뇌를 속이자.

○ 한 끼 총량 줄이기

미국의 펜실베니아 대학과 프랑스 CNRS는 공동 연구팀을 구성해 미국과 프랑스의 한 끼 식사량을 조사했다. 프랑스의 평균 1인분은 277g이었지만, 필라델피아 시민은 346g 이었다. 지방은 미국이 더 낮았지만, 한 끼 분량은 미국이 많았다. 우리는 앞에 놓인 음식을 전부 한 끼로 받아들인다. 프랑스인과 미국인의 차이를 생각해 본다면 무엇을 먹을지만큼 얼마나 섭취하는지도 중요하다.

한 끼를 든든히 먹는 문화는 우리나라에도 있다. 나의 할머니도 밥을 많이 먹어야 건강하다고, 냉면 그릇에 고봉밥을 쌓아 주곤 하셨다. 흰쌀 고봉밥은 비만으로 가는 지름길이다. 다이어트에 무지했던 할머니는 60세부터 지팡이를 짚고 다녔다. 상체 비만으로 다리가 무너졌기 때문이었다.

탄수화물을 많이 섭취하면 밥양을 줄여야 하는 경우가 있다. 단번에 탄수화물 양을 줄일 수는 없다. 갑자기 줄이면 손이 떨리거나 체력이 떨어진다. '반 공기만 드세요.'라고 말하는 경우가 있는데 사실 실천하기는 쉽지 않다. 갑자기 반 공기로 줄이면, 몸이 적응하지 못해 결국 다른 간식을 먹게 된다.

나는 한 숟가락씩 줄이는 걸 추천한다. 이 방법으로 식사량을 어렵지 않게 줄여나갈 수 있다. 한 주 정도의 적응 기간을 두면 좋다. 물론 누군가는 한 번에 줄일 수도 있겠지만, 천천히 하더라도 한 달 혹은 한 달 반 뒤에는 식사량이 크게 줄어든 것을 확인할 수 있을 것이다. 혹시라도 에너지가 부족하다면 다시 식사량을 늘리거나, 다른 간식으로 에너지를 보충하자.

○ 먹는 순서

먹는 순서는 생각보다 중요하다. 음식 특성에 따라 순서대로 먹기를 권장한다.

과일, 채소, 샐러드류 (채소) > 두부, 소고기, 돼지고기, 오리고기 (단백질) > 밥, 빵, 면 (탄수화물) 순으로 먹자. 포만감도 오래 가고 만족감도 얻을 수 있다. 식후 과일은 몸속에서 발효되거나 부패하는 작용을 거쳐서 산성화가 된다고 하니 식전에 섭취하거나 공복에 먹자.

실제로 혈당 측정기를 붙이고 먹는 순서를 체크해 보았다. 첫 끼를 채소-단백질-탄수화물 순으로 먹은 날은 오후에 빵이나 과자가 생각나지 않았고 포만감이 오래 갔다. 순서를 지키지 않은 날엔 어김없이 간식이 생각났다.

혈당 관리

혈당은 몸 전체 밸런스와 관련이 있다. 혈당은 몸에 필요한 영양소이다. 과하거나 부족할 경우 몸만 아니라 정신에도 영향을 미친다. 과잉일 경우 여드름, 편두통, 졸음, 불임, 체중 증가 같은 영향을 주고, 음식 갈망, 감정 기복, 브레인 포그(머리가 멍해지는 현상) 등이 나타난다.

밥을 먹고 난 후에 에너지가 채워지는 것이 아니라 오히려 에너지가 떨어지는 기분이 든다는 사람들이 있다. 갑자기 혈당 스파이크가 발생하면 혈당이 급격하게 떨어지면서 몸이 피곤한 현상이 발생한다. 혈당이 치솟았다가 떨어지는 구간에서 방전되는 기분이 든다. 나는 빵을 정말 좋아하다. 빵은 탄수화물로만 이루어져 있기 때문에 혈낭에 직접적인 영향을 미친다. 다량의 빵을 섭취할 경우 혈당 스파이크가 발생해 무기력증으로 이어진다.

○ 혈당 스파이크

혈당 스파이크는 혈당이 갑자기 치솟았다가 떨어지는 것을 말한다. 대부분 탄수화물이나 과당을 섭취했을 때 일어난다. 다른 음식을 같이 먹는다면 비교적 완만하게 혈당이 오르내리지만, 탄수화물이나 당만 섭취하면 급격하게 오르고 급격하게 준다. 앞서 언급한 먹는 순서처럼 채소-단백질-탄수화물 순으로 음식을 섭취했을 땐 혈당 그래프가 완만했다면 탄수화물만 있는 짜장면을 먹었을 때는 혈당 그래프가 롤러코스터처럼 오르내렸다. 이럴 때 갑자기 당이 떨어진 느낌이 들고 오히려 더 배가 고팠다.

Tip 혈당 스파이크가 무엇인가요?

혈당 스파이크란? 순간적으로 일어나는 에너지 과잉 상태이다. 세포들은 포도당을 에너지원으로 사용한다. 우리가 당분을 섭취하면 효소에 의해 포도당이 생성된다. 혈액에 녹아 있는 '당'의 농도를 혈당이라고 한다. 혈당 스파이크는 포도당 과잉일 때 생긴다. 이 경우 몸에서는 남은 포도당을 지방으로 저장한다.

혈당 스파이크가 발생하면 자유 라디칼이 분비된다. 자유 라디칼은 세포에 산화 스트레스를 유발한다. 몸에 무리를 준다는 뜻이다. 암, 2형 당뇨, 인지 기능 저하와 노화까지 일으킬 수 있다. 혈당 스파이크는 반드시 피해야 한다.

◯ 과일은 많이 먹어도 살이 안찐다?

실제로 설탕과 과일의 당은 별 차이가 없다. 제주도에 사는 의사에게 이야기를 들은 적이 있는데, 할머니들이 당뇨로 병원을 방문하는 경우가 많다고 한다. "귤 많이 드셨어요?" 물으면 대부분 맞다고 한다. 제주의 당뇨 원인은 귤이다. 일반적으로 사과, 바나나, 파인애플, 망고, 귤 같은 과일은 많이 먹어도 된다고 착각한다. 자연에서 났기 때문이다. 하지만 실제로 그렇지 않다. 과일은 단순당으로 혈당을 급격하게 상승시킨다. 과일도 양을 조절하며 적정량만 먹어야 한다.

Tip. 포도당과 과당의 차이

포도당과 과당은 같은 당임에도 차이가 크다. 포도당은 쌀, 귀리, 빵 등 곡물을 주원료로 삼는 것에 많이 들어있다. 채소에도 포함되어 있다. 과당은 주로 과일, 꿀, 가공식품에 많이 들어있다. 포도당 같은 경우에 렙틴이 분비되도록 하지만, 과당 같은 경우에는 렙틴의 생성과 분비를 방해한다. 게다가 지방에 대부분 쌓이므로 지방간과 내장 지방을 유발하기도 한다.

○ 인슐린

　유석100세식품 안유석 대표님으로부터 인슐린에 대한 설명을 들었다. 달달한 디저트나 밥을 많이 먹으면 인슐린이 반응하는데, 췌장은 당이 들어올 경우 인슐린을 분비해 당을 제거하며, 포도당은 글리코겐으로 전환해 간과 근육에 저장한다고 한다. 하지만 적정량을 넘어 과식을 하면 남은 포도당을 지방으로 바꿔 저장한다. 과당 같은 경우에는 지방으로 바로 저장된다. 당을 많이 섭취하면 혈당이 급상승하고 대량의 인슐린이 분비된다. 인슐린이 대량으로 분비되면 당연히 혈당이 갑자기 뚝 떨어진다. 대표님께서는 단 과일이나 당을 넣은 식품들을 조심하라고 했다. 과일은 아예 끊어도 괜찮다고 말씀하셨다.

○ 나의 혈당 스파이크 실험

식전 혈당과 식후 혈당이 40mg/dL 이상 차이가 나면 혈당 스파이크가 발생한 것으로 봐야 한다. 직접 실험한 결과를 공개한다.

혈당 스파이크가 발생하다

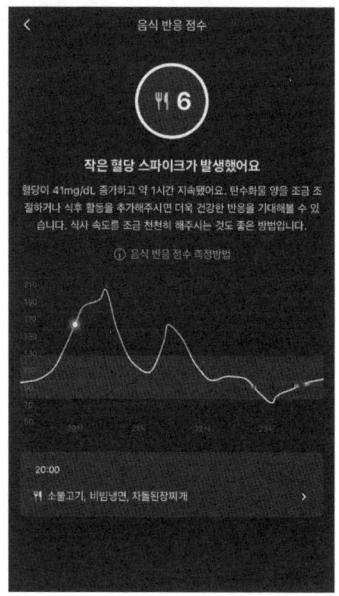

글루코핏 APP에서 얻은 사용자 실제 정보

소불고기, 비빔냉면, 차돌 된장찌개를 먹고 나니 41mg/dL 정도의 혈당 스파이크가 발생했다. 한 시간 정도 지속되었다.

혈당 스파이크가 발생하지 않았다.

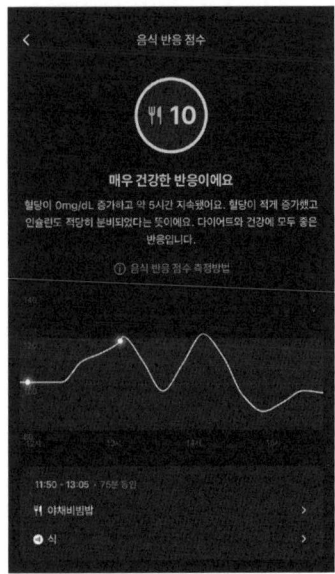

채소 비빔밥을 먹었을 때 혈당 스파이크가 발생하지 않았다. 미세하게 붉은 그래프가 있지만 괜찮다. 혈당 수치는 0mg/dL 움직였다.

먹을 거 다 먹고도 미세한 혈당 스파이크

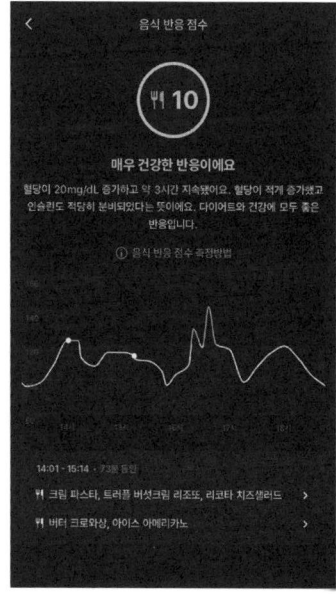

파스타를 먹고 디저트까지 먹어보았다. 크림파스타, 리조또, 리코타 치즈 샐러드를 먹고 연이어 크루아상과 아이스 아메리카노를 먹었다. 혈당이 급격하게 치솟지 않았다. 놀라운 점은 이 모든 음식을 연달아 먹었는데도 스파이크가 발생하지 않았다는 것이다. 먹는 순서가 중요하다는 사실을 입증했다.

작은 혈당 스파이크 발생

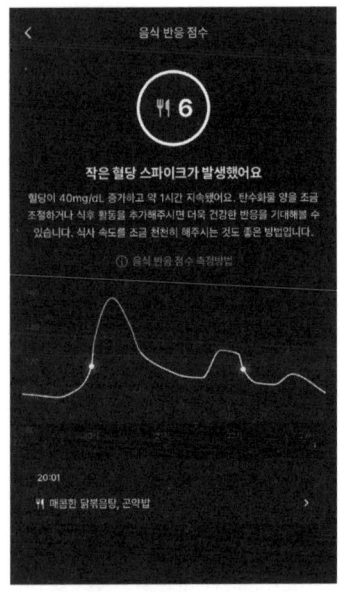

닭도리탕을 시켜 먹었는데 양념이 달았다. 그래서인지 혈당 스파이크가 발생했다. 곤약밥을 인해 혈당이 올라가지 않을 거로 생각했는데 달달한 양념만으로도 혈당 스파이크가 발생한다는 것을 알았다. 저칼로리 음식을 먹는 게 다가 아니라는 사실을 혈당 검사를 통해 증명했다.

모든 사람이 혈당 스파이크를 검토할 수 있는 것은 아니다.

☞ **다음의 질문에 답해보면 간이로 혈당 스파이크가 일어났는지 확인할 수 있다.**

☐ 식사하고도 허기진다.
☐ 배가 고프면 감정 기복이 생긴다.
☐ 습관적으로 단 음식이 당긴다.
☐ 식사 후 한 시간 정도 지나면 졸리다.
☐ 머리가 텅 빈 것처럼 생각이 나지 않는다.
☐ 비알콜성 지방간을 앓고 있다.
☐ 금방 배가 고프다.

○ 혈당 스파이크의 영향

혈당 스파이크가 생기면 배고픔, 음식 길망, 만성 피로, 수면 장애, 편두통, 기억력 문제가 발생한다. 다이어트에 관한 문제만 조금 더 살펴보기로 하자.

아침을 든든하게 먹었는데도 배고픔이 지속되는 경우가 있다. 뱃속이 허한 느낌이 들고, 당장 무엇을 먹어야 할 것 같은 기분이 든다. 식사를 마친 지 두 시간이 채 지나지 않았지만, 무언가 자꾸 먹고 싶어진다.

킹스 칼리지의 팀 스펙터 교수는 '왜 항상 배가 고픈가'에 대한 연구를 진행했다. 연구팀은 혈당 수치가 크게 떨어지는 사람들이 식사를 한 뒤 몇 시간 내로 다시 배가 고프다는 사실을 밝혀냈다. 1,070명의 참가자들이 정해진 아침 식사와 다른 자유로운 식사를 한 뒤 혈당과 건강에 대한 데이터를 수집했다. 아침 식사는 동일한 칼로리의 머핀으로 했다. 그리고 혈당을 검사했다.[3] 혈당이 올랐다가 급격하게 떨어지는 구간에서 평소보다 떨어지는 구간이 있었는데, 이 구간에서 9%정도 더 많은 배고픔을 느꼈다. 일 년에 9kg 정도 살이 찌게 만들었다.

혈당 스파이크가 일어나 감소하는 중에는 음식 갈망도 일어난다. 제시 인차우스페는 <글루코스 혁명>에서 혈당 스파이크는 발생 후 그 강도와 상관없이 반드시 떨어지게 되어 있는데, 적은 감소 수치로도 음식을 갈망하게 된다고 말했다. 반대로 혈당 곡선이 완만해지면 갈망이 줄어들었다.

만성 피로도 다이어트와 연관이 있다. 피곤하면 단 음식을 먹고 싶은 욕망이 상승하기 때문이다. 하지만 실제로 이는 에너지가 아닌 도파민을 얻는 것일 수 있다. 단맛은 혀의 감각을 자극해 뇌로 신호를 보내는데, 이때 도파민이 분비된다. 에너지를 얻어 기분이 좋아진다는 것은 실

---

[3] New research reveals why some of us are hungry all the time, 12 April 2021, https://www.kcl.ac.uk/news/new-research-reveals-why-some-of-us-are-hungry-all-the-time

제 에너지를 얻었다기보다 도파민으로 인해 기분이 전환된 것뿐이다. 이 상황이 반복되면 당을 더 섭취하게 된다. 실제 만성 피로와는 상관이 없다.

혈당 문제로 인해 브레인 포그라는 멍한 상태가 생길 수 있다. 생각이 들지 않아 멍한 상태가 유지되는 것을 말한다. 혈당은 인지 상태에 큰 문제를 야기한다. 혈당이 높아지면 뇌의 세로토닌과 신경 전달 물질이 증가할 수 있다. 하지만 이 증가는 늘 긍정적이지 않다. 뇌세포 손상 혹은 신경 손상, 심하면 염증이 생기기도 한다.

○ 복잡한 혈당 스파이크, 단순한 해답

위에서 잠깐 설명한 혈당 스파이크도 이해하기 복잡한 메커니즘을 가지고 있지만 실제로 답은 아주 간단하다. 식사 순서를 지키는 것이다. 순서를 지키는 것만으로도 당이 급격하게 오르는 것을 막을 수 있다.

나는 직접 실험하는 것을 좋아한다. 혈당 스파이크가 일어나는 것을 경계해 채소를 먼저 먹고 이후 단백질, 탄수화물 순으로 섭취했다. 당시 4kg을 추가로 뺄 수 있었다. 먹는 순서를 지켰는지에 따라 식사 후 혈당은 확연한 차이를 보였다.

간단하게 채소부터

채소는 혈당을 조절하는 데 중요한 역할을 한다. 탄수화물을 먼저 먹는 경우 위에서 장까지 소화되는 과정을 살펴보자. 위에서 적당하게 쪼개진 음식은 장으로 넘어간다. 그중 설탕과 녹말이 가장 빨리 넘어간다. 이 경우 장에서 포도당 분자로 쪼개져 혈당으로 빠르게 흡수된다. 만약 채소를 먼저 먹게 된다면, 채소가 탄수화물 및 다른 음식들이 장으로 넘어가는 길목을 막는다. 장시간에 걸쳐 천천히 흡수된다.

파이프에 모래를 넣고 자갈을 넣는다면 모래가 먼저 다 빠진 후 자갈이 빠지게 된다. 하지만 자갈을 넣은 후 모래를 넣는다면 모래가 사이사이로 천천히 빠져나간다. 탄수화물과 채소도 비슷하다. 채소를 먼저 먹어야 충분히 오랜 시간에 걸쳐 소화되어 혈당 스파이크가 발생하지 않는다.

혈당 스파이크의 발생은 아주 복잡하지만 단순하게 먹는 순서를 바꾸는 것만으로도 혈당 스파이크를 잡을 수 있다. 다음 표를 통해 자신이 어떤 음식을 가장 먼저 섭취하고 있는지 확인하자.

☞ **음식을 먹은 순서를 적어보자**

	애피타이저	본식	디저트
아침			
점심			
저녁			

혈당 관리 할 때 먼저 먹으면 좋은 음식

- 섬유질이 풍부한 양배추나 브로콜리는 혈당을 조절하는데 도움이 되고 포만감을 준다.
- 상추, 시금치 등과 같은 잎채소는 필수 영양소를 제공하고 혈당에 영향을 거의 주지 않는다.
- 수분 함량이 높은 오이는 혈당에 미치는 영향이 적다.
- 고기 맛을 내기도 하는 버섯은 혈당을 안정시키는 데 도움이 된다.
- 가지나 토마토는 낮은 혈당 지수를 가지고 있다.
- 섬유질과 단백질이 풍부한 콩은 혈당 관리에 좋다.

○ 탄수화물은 얼마나 먹어야 할까?

살을 빼겠다고 탄수화물을 전혀 섭취하지 않았을 때 어지러움과 빈혈을 느꼈다.

탄수화물은 전체 식단의 50% 정도가 적당하다. 그렇다고 너무 적게 먹을 경우에는 뇌가 활동을 잘 하지 못한다. 뇌는 탄수화물을 연료로 사용하기 때문이다. 글루코핏이라는 혈당 측정 기기를 착용하고 2주 정도 활동을 해 보았다. 혈당 측정을 통해 알아낸 최적의 식사는 50% 정도의 탄수화물을 잡곡이나 통밀빵으로 얻을 때였고, 역시 혈당 스파이크가 크게 발생하지 않았다. 50%의 비정제 탄수화물을 섭취하는 것을 추천하지만, 강박적으로 그런 음식을 먹으라는 뜻은 아니다. 가장 먼저 실천해야 할 일은 음식을 적당히 맛있게 먹는 것이다.

○ 식사 루틴 및 예뻐지는 꿀팁!

나의 식사 루틴은 하루 두 끼, 일반식으로 시간을 정해 먹는다. 진짜 배고픔과 가짜 배고픔을 구분해서 섭취하려고 하고 있다. 진짜 배고픔은 음식물을 섭취하고 4시간 후쯤 혈당이 떨어져서 배고픔을 느끼는 것이다. 스트레스를 받거나 호르몬 불균형 때문에 배가 고프지 않아도 무언가 먹고 싶다면 가짜 배고픔일 수 있다. 이를 인지하고 몸의 신호에 귀를 기울여준다. 진짜 먹고 싶은 음식인지 아닌지 생각하고 정말 먹고 싶다면 피자, 치킨, 빵을 가리지 않고 먹고 싶은 만큼 먹는다. 여기서 중요하게 지키는 건 천천히 소량으로 오랫동안 씹어 먹고, 조용한 곳에서 20분 이상 식사하는 일이다. 가능한 작은 그릇에 덜어서 먹는다. 작은 그릇에 피자 한 조각을 덜어 먹으면 눈앞에 주어진 음식을 다 먹었다는 심리적인 포만감이 생기는데 피자 한 판을 놔두고 그냥 먹으면 피자 한 조각이 마치 애피타이저처럼 느껴진다. 작은 접시를 이용하면 적은 양이라도 시각적으로 음식이 가득 차 있는 느낌이 들기 때문에 뇌를 속일 수 있다. 이렇게 하니 과식을 줄일 수 있었다.

아침 8시에 일어나서 화장실을 다녀온 후 가장 먼저 양치질을 한다. 잠자는 동안에 입속에 가득 쌓인 세균을 청소하고 미온수를 마신다. 일어나자마자 물을 마시면 입속 균들을 그대로 마시는 거라는 치과 선생님의 말씀을 듣고는 15년째 실천하고 있다. 아침은 배가 고프지 않다면 주로 거르는 편이다.

첫 번째 섭취는 공복에 프로바이오틱스와 콜라겐이다. 콜라겐의 중요성을 최근에 깨달았다. 내가 다니는 줌비 댄스에 몸매도 좋고 춤을 잘 추는 언니가 있다. 나이를 알기 전에는 40대 초반이나 30대까지도 생각했는데, 두 아이의 엄마로 50대 중반이라고 했다. 기미와 잡티 하나 없이 깨끗한 피부에 몸매까지 좋아 동안의 비결을 물어보았다. 30대부터 꾸준히 운동했고 매일 아침 콜라겐을 섭취한다고 했다. 콜라겐이 피부에만 좋은 줄 알았더니 관절과 연골에도 필요했다. 성인이 되면 콜라겐이 매년 1%씩 줄어들면서 노화가 시작된다고 한다. 그래서 매일 아침 공복에 섭취하고 있다. 자주 깨지던 손톱이 튼튼해지고 머리카락도 굵어졌다.

12시~1시가 되면 먹고 싶은 음식을 먹는데 기분에 따라 빵을 고를 때도 있고 밥을 먹을 때도 있고 샐러드를 먹을 때도 있다. 식사 루틴에 또 하나의 규칙이 있다. 처음 입에 들어가는 음식은 젓가락으로 채소부터 먹기다. 숟가락보다 젓가락을 먼저 들고 채소부터 먹는다. 이렇게 먹으면 소화도 천천히 되면서 포만감도 높아지고 입맛을 돋울 수도 있다.

8시	기상 후 양치 - 공복에 미지근한 물 한 잔 후 콜라겐 + 프로바이오틱스 섭취
10시 - 아침	바나나, 요거트, 식탁에 있는 간편 음식
12시 - 점심	일반식 (비빔밥, 김밥, 샐러드, 포케 등 채소가 많은 식사) 식전 애플사이다 비니거, 식후 종합 비타민
18시 - 저녁	일반식 (소고기, 돼지고기, 오리고기 등 고기 위주의 식사)

이렇게 먹어도 빠진다. 오히려 적절히 식사했을 때 혈당 관리와 식욕 관리가 되어 좋다.

Tip. 미온수 만들기

물을 끓인다.

뜨거운 물을 컵에 2/3 정도 채운다.

같은 컵에 찬물을 1/3 정도 붓는다.

뜨거운 물에 찬물을 부은 후 바로 섭취한다.

Tip. 미온수를 마셔야 하는 이유

감기 증상이 있을 경우 초기에 마시면 좋다.

소화가 잘되도록 돕는다.

설사하거나 배탈이 나는 경우 도움을 준디.

몸이 차가울 때, 몸에 따뜻한 기운을 넣는다.

머리를 맑게 하고 집중력을 높이는 데 도움을 준다.

면역력을 높여준다.

숙취 해소에 좋다.

몸의 독소 배출에 도움을 준다.

장이 활발하게 움직일 수 있도록 돕는다.

변비 예방에 좋다.

시중에 음양수라고 소개되어 있지만 특별한 물은 아니다. 조금 더 따뜻한 미온수라고 생각하면 좋다. 특별한 비법이 있는 것은 아니지만, 미온수는 생각보다 건강에 많은 도움을 준다.

○ 단 음식을 먹고 싶으면 식사 바로 뒤에

단 음식을 끊는 일은 생각보다 너무 어렵다. 그리고 우리의 목적도 단 음식을 끊는 것이 아니다. 오히려 단 음식을 먹더라도 건강한 상태로 섭취하는 것이다. 반드시 식사 후 바로 섭취하는 쪽으로 생각하자. 오후에 먹는 간식보다는 식사 후 먹는 디저트가 더 낫다. 식사와 식사 사이에 간식으로 섭취했을 경우 우리 몸은 인슐린을 지속적으로 분비해 포도당과 과당을 처리한다. 이미 말했듯이 몸에서 당이 떨어질 시간이 생기지 않는다. 그러므로 몸이 지방을 소비할 수 있는 시간을 만들어 줘야 한다. 단 음식을 간식으로 단독으로 먹게 된다면 역시 혈당이 급격하게 높아질 위험이 있다. 대부분 커피나 쿠키, 혹은 과자를 먹기 때문이다.

식후에 바로 단 음식을 먹으면 덜 먹을 수도 있고, 오후에 단 음식이 생각나는 위험도 줄일 수 있다. 또한 먹어도 덜 찌거나 다른 음식과 소화 과정에서 섞여 혈당도 덜 오른다. 나의 실험에서도 알 수 있지만 디저트로 빵을 먹는다고 혈당이 확 오르지 않는다.

대사에 따른 처방

　음식을 적게 먹고 다이어트를 하다 보면 근육이 빠진다. 근육이 빠지면 몸은 소모할 수 있는 칼로리가 적어진다. 몸이 소비할 수 있는 칼로리가 적어질수록 살은 쉽게 찐다. 결국 다이어트를 하면 할수록 살을 빼기 어려워진다. 대사가 떨어지면 그렇다. 대사가 느려지면 음식도 음식이지만 많이 움직이는 것을 추천한다. 다시 몸이 에너지를 소모할 환경을 만들어줘야 한다. 기초 대사량을 올리는 방법이다. 강도 높은 운동을 할 필요는 없지만 근육을 사용하는 운동을 통해 몸의 대사를 올려, 평소에 소모되는 칼로리를 올릴 필요가 있다. 그리고 탄수화물을 조금 줄이는 편이 좋다. 탄수화물을 줄이면 목에 저장되는 글리코겐과 지방이 적어진다. 몸은 힘이 들거나 처질 수 있지만 대사를 끌어올릴 수 있고, 남아 있는 지방과 탄수화물을 태울 수 있어 좋다.

식사 환경 조성

식사 환경 조성은 자신의 신체 리듬을 이해하는 데 필요하다. 산만한 환경에서는 파악하기 어렵기 때문이다. 식사 중에 배부른 정도나 음식 맛을 깊이 있게 파악하려면 관심이 외부로 쏠리는 것을 방지할 필요가 있다. 식사하는 동안만이라도 스스로에게 온전히 집중한다.

식사 시 하지 말아야 할 것

- 티비나 유튜브를 시청한다.
- 문자 메시지를 읽는다.
- 친구와 통화를 한다.
- 일하며 먹는다.
- 아주 빠른 시간 내에 음식을 먹는다.
- 게임을 하며 먹는다.
- 시간에 쫓기며 먹는다.

주위를 산만하게 만드는 행동은 식사를 방해한다. 음식의 맛이나 기분, 배부른 정도를 확인할 수 없다. 에블린은 <직관적 식사>에서 환경 조성을 위한 6가지 아이디어를 나눈다. 그의 제안을 조금 더 현실성 있게 바꾸어 제안한다.

식사 시 해야 할 것

- 식사 도중에 전자 기기를 보지 않는다.
- 통화하며 먹지 않는다.
- 손님이 있을 부드러운 언행으로 천천히 대화하며 식사한다.
- 컴퓨터나 티비 앞이 아닌 식탁에 바르게 앉아 식사한다.
- 조용한 분위기에서 맛을 천천히 음미하며 최대한 많이 씹어 먹는다.
- 플레이팅을 예쁘게 해 자신을 대접하듯 상을 차린다.

이러한 식사 환경 조성을 통해 내 몸이 보내는 신호를 잘 알아차릴 수 있다.

6.
운동으로 그린 라이트 켜기

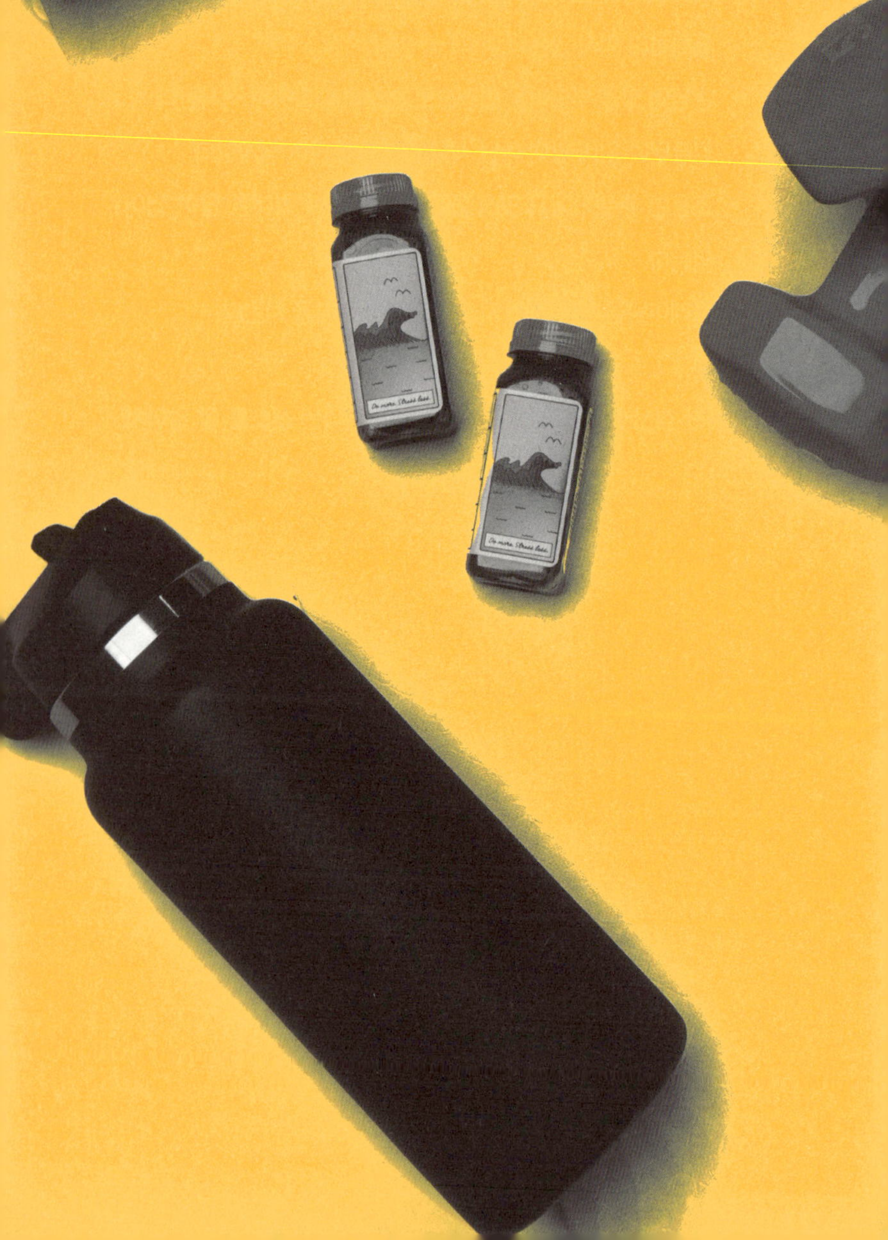

직관적 식사를 하다 보면 살이 빠진다. 진짜 신기하게 식사에 대한 강박을 놓으면 오히려 금방 배부름을 느낀다. 하지만 살이 빠진다고 좋아하긴 이르다. 살이 빠지는 일이나 찌는 일 모두 체력적 한계에 부딪히기 때문이다. 체력이 떨어지면 오히려 식욕이 상승하거나 감퇴하는 현상이 일어난다. 생활의 밸런스가 무너진다.

움직이는 일은 식사만큼 중요하다. 나는 운동을 권한다. 다이어트를 위한 운동이 아니라 체력을 유지하고 건강한 삶을 살기 위한 운동이다. 처음부터 헬스장을 등록하고 힘들게 운동할 수도 있지만, 천천히 지속 가능한 운동을 권한다. 사람마다 체력이 다르고 운동 스타일도 다르다. 모두가 헬스를 할 필요는 없을 뿐더러, 성취하고자 하는 목표도 다르다. 아주 쉬운 운동부터 시작하자. 하루 윗몸 일으키기 10개, 스쿼트 5개처럼 말이다.

자신에게 맞는
운동하기

사람마다 맞는 운동이 따로 있다. 나는 활동적인 운동을 좋아하기 때문에 줌바나 GX를 선호한다. 한번은 내가 가르치던 사람이 헬스 중에 부상을 당한 적이 있었다. 운동을 워낙 좋아하던 분이기 때문에 위험이 적은 운동을 찾아다녔다. 요가와 수영이라는 새로운 운동을 시작하셨는데, 헬스보다 좋아지셨다고 한다.

개인의 신체 조건과 선호도에 따라 운동의 효과가 달라진다. 재미 없는 운동을 미적지근하게 하는 건 안 하느니만 못하다. 어차피 재미를 붙이면 하지 말라고 해도 하기 때문에 더 효과적인 결과를 얻을 수 있다. 유연성을 키우고 싶은 사람은 요가나 필라테스, 지구력을 키우고 싶은 사람은 수영이나 사이클링이 적합하다. 스트레스를 많이 받는 사람은 유산소 운동이 좋다. 조깅, 수영, 자전거 타기, 산책, 춤 등의 유산소 운동은 불안과 우울을 감소시키는 효과가 있다.[1] 뇌로 가는 혈류량이 늘고 시상하부-뇌하수체-부신에 영향을 주는 등 스트레스에 대한 생리적 반응이 우울과 불안을 감소시킨다. 목적을 달성하는 것 자체를 즐기는 사람

---

[1] Ashish Sharma, et al, 'Exercise For Mental Health.' in Prim Care Compnion J Clin Psychiatry. 2006; 8(2) 106. https://www.ncbi.nlm.nih.gov/pmc/articles/PMC1470658/

은 목표를 설정하고 운동하면 좋다.

사람마다 다양한 성향, 성격, 상황이 있겠지만 참고하기 쉽게 MBTI별 운동을 소개한다. 자신에게 맞는 운동을 찾아보자.

mbti별 운동법

ESFJ 공감을 잘하며 두루두루 어울리기를 좋아하는 사람. 단체로 할 수 있는 줌바, 크로스핏, 마라톤, GX 수업, 배드민턴.

INFJ 생각이 많고 신중하며 독립적인 사람. 생각을 정리할 수 있는 등산, 명상, 요가.

ISTP 모험을 즐기며 호기심이 많은 사람. 책임감을 갖고 전진하는 클라이밍, 골프, 온라인 PT, 사이클.

ENFJ 민첩하고 계획적으로 운동하는 것을 좋아함. 수영, PT, 크로스핏, 발레핏.

ISTJ 보수적이고 낯가림이 심한 경향. 홈 트레이닝, 등산, 달리기.

ENFP 재기발랄한 활동가, 경쟁자가 있으면 좋다. 줌바, 크로스핏, 수상스키, 클라이밍, 스케이트보드.

ENTP 독창적이고 논리적이며 경쟁을 즐기는 사람. VR을 이용한 운동, 크로스핏, 그룹 PT.

ESTP 적극적이며 활동적인 사람. 능동적으로 움직일 수 있는 축구, 에어로빅, 스쿼시, 스피닝, 배드민턴.

ESFP 긍정적이고 낯선 환경에 빨리 적응하는 사람. 그룹 PT, 동

	호회, 테니스, 배드민턴, 장거리 사이클.
ISFP	배려심이 많고 단체보다는 혼자 하는 걸 즐기는 사람. 홈 트레이닝, 온라인 PT, 수영, 산책, 등산.
INFP	자유로운 성향이 있어 강제로 운동을 도와줄 사람이 필요함. PT, 러닝 크루, 발레.
INTP	기준이 확고하며 통찰력이 뛰어나고 호기심이 많은 사람. 클라이밍, 요가, 골프.
INTJ	전략적이며 계산이 빠른 사람. 고도의 집중력이 필요한 승마, 골프, 복싱, 필라테스.
ENTJ	두뇌 회전이 뛰어나고 도전적인 사람. 경쟁을 통해 성장할 수 있는 킥복싱, 테니스, 탁구.
ESTJ	계획적이며 단단하고 주관이 확실한 사람. 리더십이 좋은 편. 줌바, GX, 그룹 PT.
ISFJ	차분하고 성실하며 독립적인 사람. 헬스, 홈 트레이닝, 요가, 필라테스, 명상.

○ 기분을 이기는 운동

대부분 현대인은 앉아서 시간을 보낸다. 앉아서 생활하는 데 기력을 다 쓰기 때문에 일을 마치고 집에 돌아오면 바로 눕는다. 움직이는 시간이 상대적으로 적다. 어느 정도의 시간을 앉아서 보내는지 확인할 필요가 있다

앉아서 한 행동	대략 앉아 있던 시간
시간 총합	

앉아서 보내는 시간이 많다 보니, 적당한 신체 활동으로 얻는 즐거움을 잊게 된다. 대부분 오늘은 힘드니까, 오늘은 식단을 잘 지켰으니까, 라며 보상 심리로 운동을 하지 않는다. 과연 그래도 될까? 사실 근육을 만들거나, 엄청난 양의 살을 빼야 한다면 하루 이틀 빠질 수 있다. 하

지만 운동은 다이어트의 수단만이 아니다. 운동의 기능을 과소평가하지 않길 바란다. 힘이 없어서 소파에 눕고 싶고, 기분이 가라앉아 무엇을 먹고 싶거나 우울할 때 문밖에 나가기만 하면 운동을 할 수 있다. 원래 첫 걸음이 어렵다. 실제로 두려움이나 불안감은 가벼운 유산소를 하며 덜어낼 수 있다. 가벼운 마음으로 운동하자.

☞ 운동 일기를 적어 보자

운동	기분	마친 후 에너지 정도

과한 운동

과한 운동은 오히려 면역력과 재미를 떨어뜨린다. 피로가 몰려오는데 성취를 최우선으로 두면 그럴 수 있다. 성취를 우선으로 여기는 사람은 힘에 부쳐도 목표를 위해 자신의 몸을 던진다. 그렇게까지 할 필요는 없다. 건강한 마음과 체력을 위한 운동인데 스스로를 몰아세우지 말자. 지나친 운동으로 토를 할 수도 있다. 몸은 언제나 솔직하다. 다음을 기억하자.

- 몸이 아프면 운동을 쉰다.
- 가벼운 산책도 운동이기 때문에 과도한 운동에만 목을 맬 필요는 없다.
- 보상 심리로 운동을 하지 말자.
- 운동에도 강박이 생길 수 있다. 못하는 날이 있어도 괜찮다.
- 운동 때문에 약속을 멀리하지 말자.
- 몸을 가혹하게 다루면서 살이 빠졌다고 기뻐하지 말자.

Tip. 내 허벅지는 근육인가 지방인가?

까치발을 서서 자신의 허벅지를 살펴보자. 허벅지 근육이 수축한다. 이때 허벅지 뒤의 살을 살짝 꼬집어 보면 얇은 피부만 잡히거나 살이 잡히는 경우가 있다. 피부만 잡히면 근육형이고, 살까지 잡히면 지방형이다. 운동을 너무 안 하면 근육이 빠져 체력의 문제가 오고, 요요가 오기 때문에, 가벼운 운동을 이어 나가는 편이 좋다. 스트레칭은 필수이다. 지방형 허벅지라면 안타깝지만, 식단을 조절하는 것을 추천한다. 건강한 허벅지를 만드는 데 식단의 영향을 많이 받는다. 싱겁게 먹고, 칼륨이 많은 음식을 먹어야 한다. 그리고 꾸준한 유산소를 해야 하는데, 근육이 커지지 않도록 저강도로 운동하는 편이 좋다.

부위에 맞는
운동 방법

대부분의 다이어터가 알고 있겠지만, 지방은 온몸에 골고루 퍼져 있어 한 번에 한 부위를 빼기는 어렵다. 대신 양파의 껍질을 벗기듯 몸 전체에서 조금씩 빠져나간다고 한다. 그러나 분명 특정 부분도 관리할 수 있다고 생각한다. 특정 부위를 자주 사용하면 적당한 근육이 오르고, 처진 살이 위로 당겨지는 게 보인다. 운동을 하고 살펴보면 전체적으로 탄탄할 뿐만 아니라 몸이 중력을 거스르는 기분이다. 근육이 붙어 탄력 있는 몸매가 되는 것이다.

○ 하체 비만 벗어나는 40초 스트레칭

고관절 스트레칭 40초

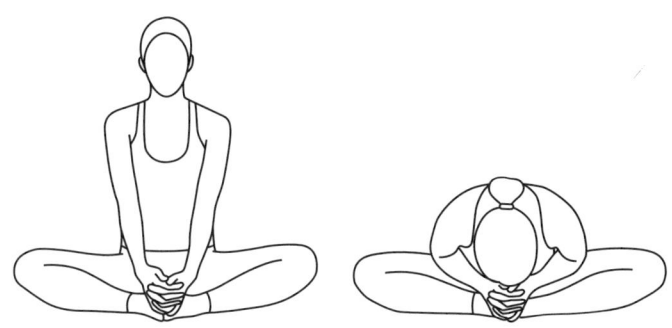

① 양 발바닥을 마주 붙인다.

② 상체를 꼿꼿이 만든다.

③ 양 다리를 위아래로 털어준다.

④ 발바닥을 붙인 상태에서 상체를 숙인다.

⑤ 10초 정도 지그시 눌러준다.

골반 교정 스트레칭 40초

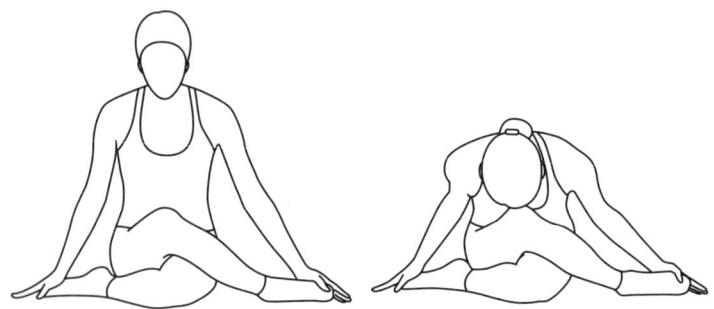

① 오른쪽 다리를 아래에 두고 왼다리를 올린다.

② 두 다리를 포갠다.

③ 한쪽 엉덩이가 뜨지 않도록 눌러준다.

④ 호흡을 마시면서 상체를 숙인다.

⑤ 엉덩이가 뜨거나 힘들면 수건/쿠션을 받쳐준다.

⑥ 10초 정도 지그시 눌러준다.

⑦ 반대편도 똑같이 시행한다.

허벅지 뒤 종아리 스트레칭 40초

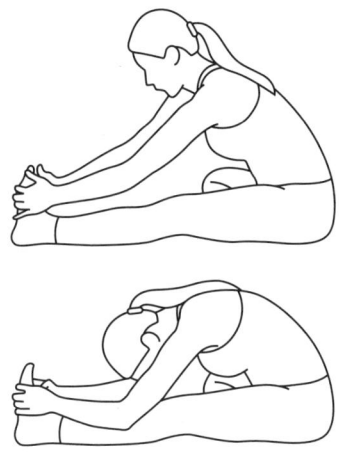

① 왼 다리를 앞으로 쭉 펴고 오른 다리를 굽혀준다.
② 상체를 숙여서 내린다.
③ 가능한 범위까지만 내린 후 10초간 호흡하며 멈춘다.
④ 무리하지 않는 범위에서 수행한다.
⑤ 반대편도 똑같이 수행한다.

허벅지 안, 골반 교정 스트레칭 40초

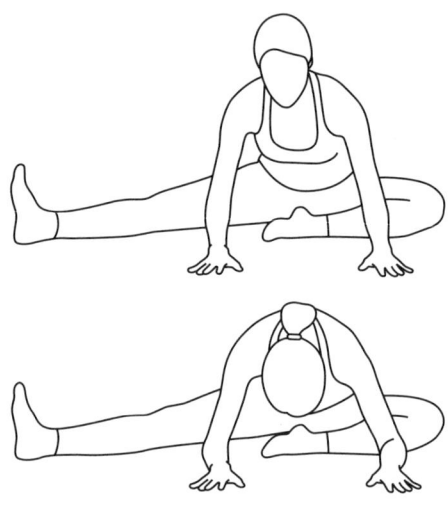

① 오른쪽 다리를 접은 상태로 왼쪽 다리를 옆으로 쭉 뻗는다.

② 양손 바닥으로 땅을 짚고 천천히 내려온다.

③ 엉덩이가 뜨지 않는 범위 정도까지만 수행한다.

④ 허벅지 안쪽이 당기는 느낌에 집중한다.

⑤ 10초간 유지하고 반대편도 똑같이 수행한다.

힙업, 허벅지 안쪽 40초

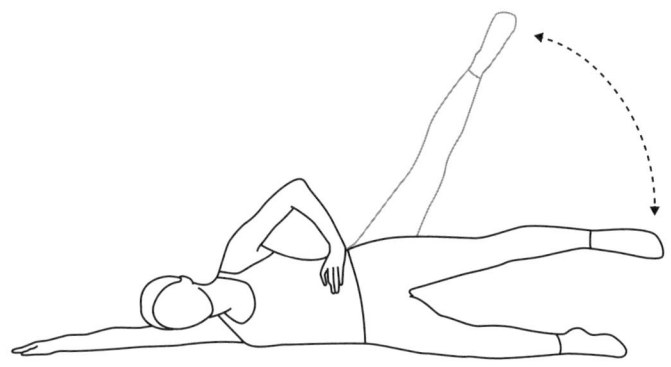

① 옆으로 누워 오른쪽이 위를 향하도록 한다.
② 왼손으로 머리를 받쳐 균형을 맞춘다.
③ 왼쪽 다리는 90도로 구부린다.
④ 오른쪽 발끝을 세워 올렸다가 내리기를 반복한다.
⑤ 올리는 쪽 다리와 엉덩이에 힘이 들어간다.

누워서 고관절 스트레칭 40초

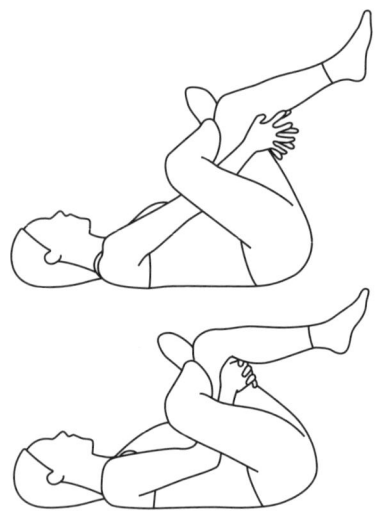

① 옆으로 누워 오른쪽이 위를 향하도록 한다.

② 왼손으로 머리를 받쳐 균형을 맞춘다.

③ 왼쪽 다리는 90도로 구부린다.

④ 오른쪽 발끝을 세워 올렸다가 내리기를 반복한다.

⑤ 올리는 쪽 다리와 엉덩이에 힘이 들어간다.

40초 고관절, 허리 스트레칭

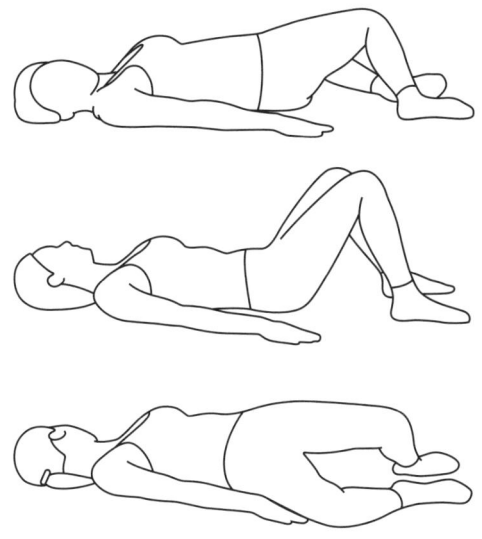

① 천장을 바라본다.
② 누운 상태에서 두 무릎을 구부린다.
③ 무릎을 오른쪽, 왼쪽으로 움직여준다.
④ 시선은 무릎과 반대 방향을 바라본다.

40초 허벅지 안쪽 스트레칭

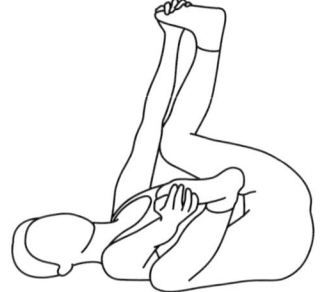 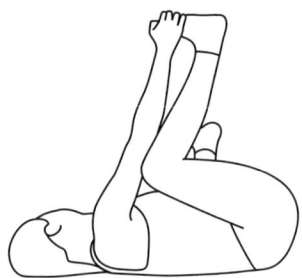

① 등을 대고 눕는다.

② 양발을 굽혀서 발끝을 잡는다.

③ 발끝을 잡기 어려우면 무릎이나 허벅지를 잡는다.

④ 다리를 벌려 허벅지를 열어준다.

⑤ 왼쪽, 오른쪽으로 오뚜기처럼 몸을 흔든다.

40초 허벅지 안쪽 스트레칭 2

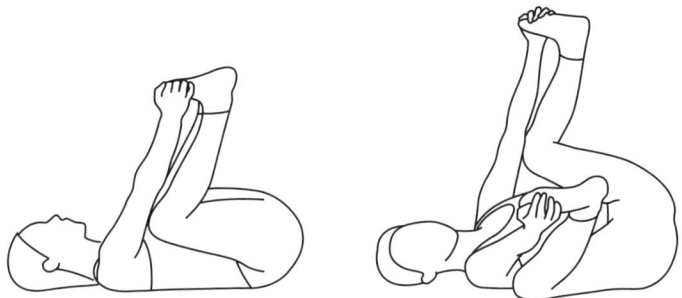

① 등을 대고 천장을 바라보며 눕는다.
② 무릎을 구부린 상태로 양발이 마주 보게 붙인다.
③ 무릎을 열어주다가 닫아준다.

○ 전신 살빼는 40초 타바타 세트

타바타는 20초 운동 5초 휴식으로 한다.

각 세트는 2회 반복하고 마지막 쿨다운을 한다.

총 14분 내외로 걸린다.

한 세트당 2회씩 반복한다.

세트 1

스트레칭 20초

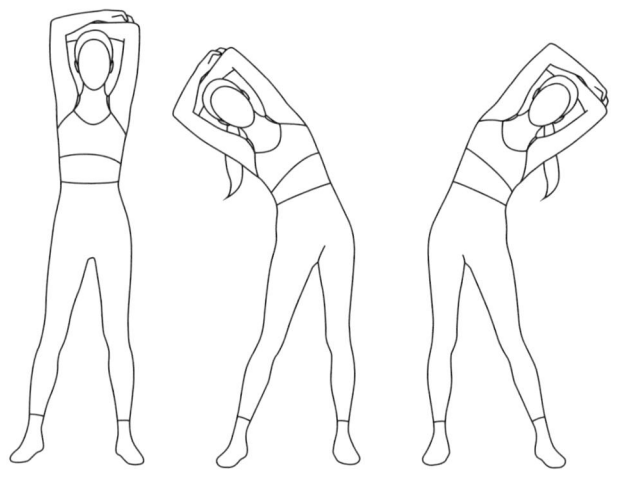

① 머리 위로 양팔을 교차해 팔꿈치에 손을 댄다.

② 상체를 옆으로 틀어 옆구리를 늘려준다.

③ 5초 휴식.

와이드 스쿼트 20초

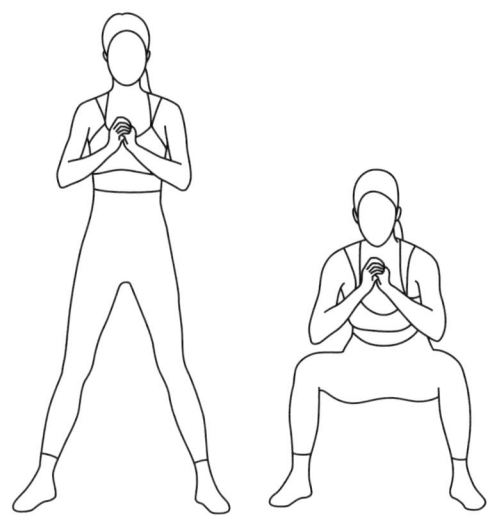

① 다리를 어깨보다 조금 더 넓게 벌린 상태로
② 무릎이 직각이 될 때까지 앉는다.
③ 앉았다 일어서기를 반복한다.
④ 5초 휴식.

런지 20초

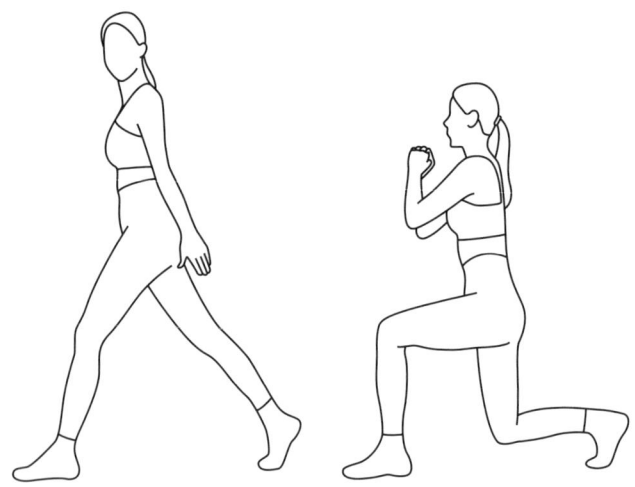

① 한 걸음의 보폭보다 좀 더 넓게 벌린다.
② 다리가 각각 수직이 되도록 내려온다.
③ 엉덩이가 뒤로 빠지지 않게 조심한다.
④ 5초 휴식.

런지 (반대로) 20초

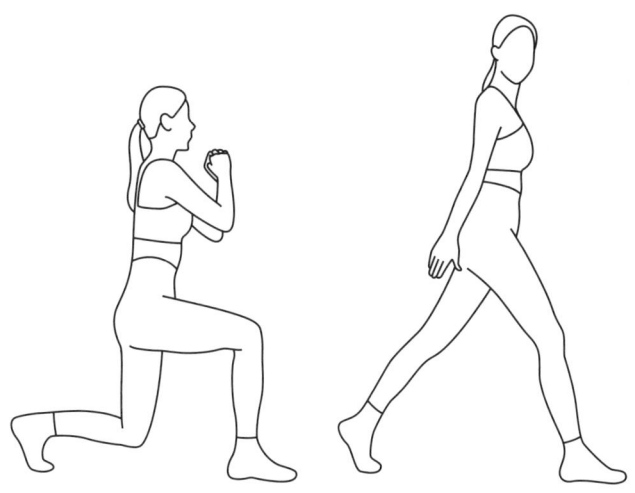

① 앞으로 내민 발과 뒤로 내밀었던 발을 바꾼다.
② 동일하게 수행한다.
③ 5초 휴식.

세트 2

상체 운동 20초

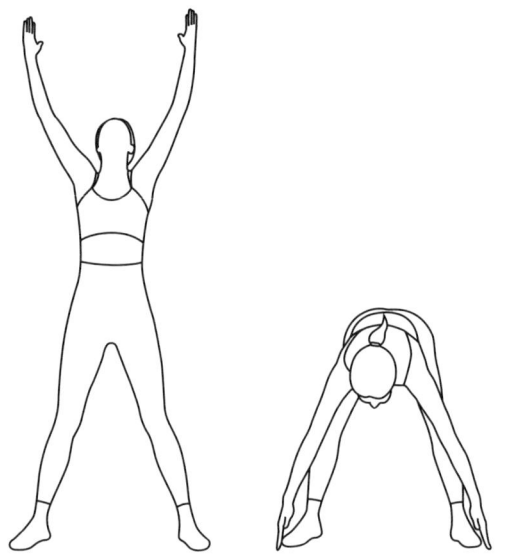

① 손을 v 자로 위로 쭉 뻗는다.

② 고개를 뒤로 젖힌다. 디스크가 있다면 무리하지 않는다.

③ 손을 그대로 내려 발끝을 터치한다.

④ 다시 손을 위로 쭉 뻗는다.

⑤ 허리가 아프면 허리를 너무 깊게 숙이지 않는다.

⑥ 5초 휴식.

하체와 코어 운동 20초

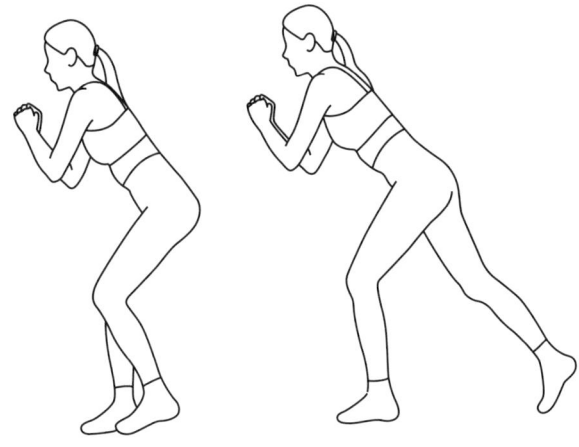

① 상체와 무릎을 살짝 구부려 스케이트 타는 자세를 만든다.
② 한발씩 뒤로 뻗는다.
③ 상체는 움직이지 않는다.
④ 상체를 움직이지 않으려면 복부에 호흡을 준다.
⑤ 5초 휴식.

무릎 푸쉬업 20초

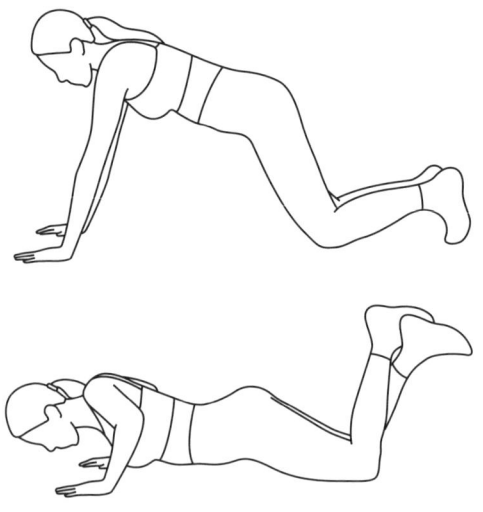

① 무릎을 댄 상태로 땅을 짚고 엎드린다.

② 양 손바닥을 양쪽 바닥에 내린다.

③ 호흡을 내쉬면서 상체를 내린다.

④ 상체를 다시 들어 올린다.

⑤ 5초 휴식.

복근에 효과적인 크런치 20초

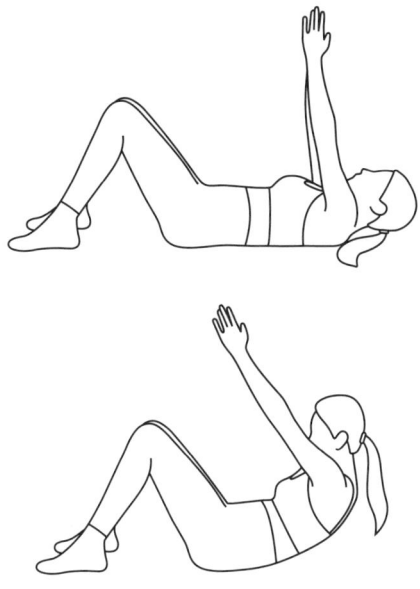

① 바닥에 등을 대고 눕는다
② 무릎을 구부리고 양 발바닥으로 바닥을 지지한다.
③ 양 손바닥을 붙여 천장을 향해 뻗어준다.
④ 천천히 어깨를 들어 올린다. 이때 복근의 힘으로 몸통을 들어 올린다.
⑤ 바닥에서 살짝 어깨를 들어 올리는 것도 괜찮다.
⑥ 호흡은 몸통을 들어 올릴 때 마시고 돌아올 때 내쉰다.

플랭크 20초

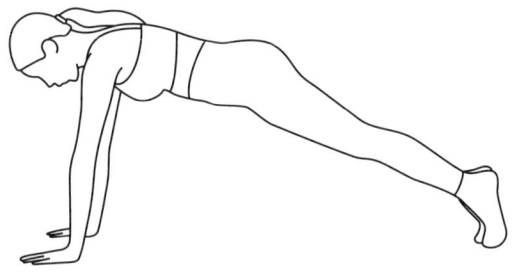

① 엎드려서 손바닥으로 상체를 지지하며 선다.
② 지지하는 동안 어깨가 올라가지 않게 한다.
③ 몸을 일직선으로 만든다.
④ 복부의 힘으로 버틴다.
⑤ 5초 휴식.

사이드 스텝 20초

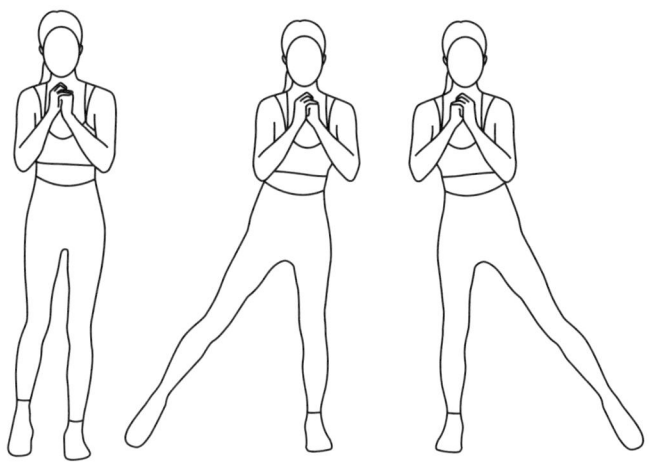

① 상체와 무릎을 구부려 스케이트 타는 자세를 만든다.
② 한 발씩 옆으로 찬다.
③ 5초 휴식.

스트레칭 20초

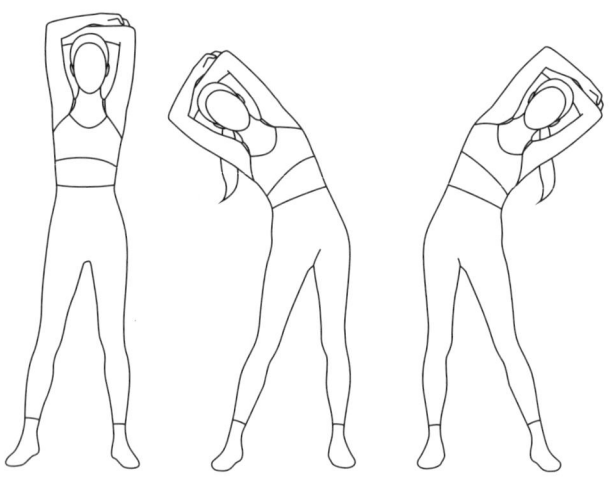

① 머리 위로 양팔을 교차해 팔꿈치에 손을 댄다.

② 상체를 옆으로 틀어 옆구리를 늘려준다.

③ 스트레칭으로 마무리한다.

○ 침대에 누워서 애플힙 만들기 40초 운동

힙 브릿지 40초

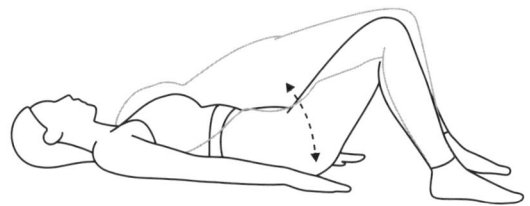

① 등을 대고 눕는다.

② 다리를 지지한 상태에서 엉덩이와 등을 띄운다.

③ 어깨가 떨어지지 않게 팔 전체를 땅에 붙인다.

④ 엉덩이에 힘을 주어 위로 들어 올린다.

⑤ 제자리로 엉덩이를 내린다.

원 레그 힙 브릿지 40초

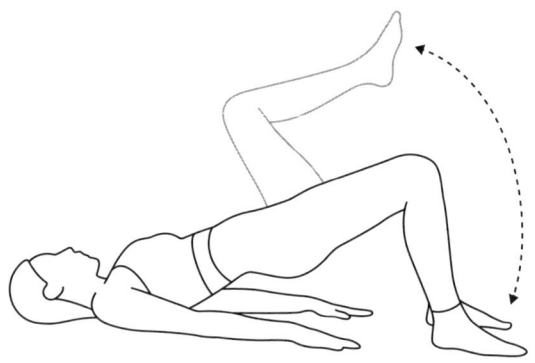

① 등을 대고 눕는다.
② 다리를 지지한 상태에서 엉덩이와 등을 띄운다.
③ 한쪽 다리를 직각으로 구부린 상태에서 들어 올린다.
④ 팔 전체를 땅에 붙여 어깨를 고정한다.
⑤ 한쪽 다리를 다시 내린다.
⑥ 양발을 번갈아 가며 수행한다.

프로그 힙 브릿지 40초

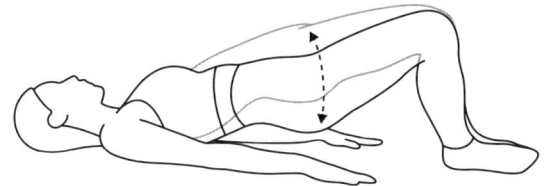

① 등을 대고 눕는다.
② 발바닥을 서로 마주 붙여준다.
③ 발바닥을 마주 붙인 상태로 다리를 지탱해 엉덩이를 들어 올린다.
④ 힙브릿지와 마찬가지로 엉덩이를 들어 올렸다가 내린다.

원 레그 업 다운 40초

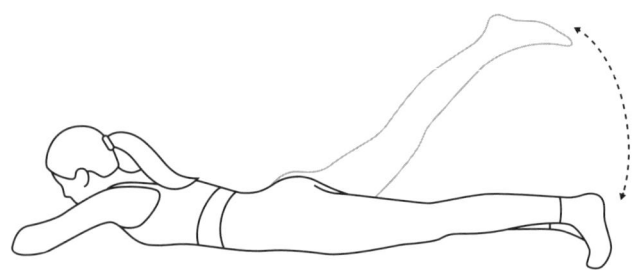

① 엎드린 상태로 진행한다.
② 발끝을 세워 한 다리씩 뒤로 올린다.
③ 위로 올려 근육을 수축한 뒤
④ 엉덩이 힘으로 버틴다.
⑤ 천천히 엉덩이 힘으로 버티며 내린다.

슈퍼맨 40초

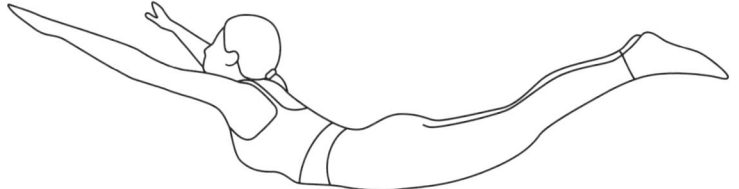

① 바닥에 엎드린다.
② 그 상태로 다리와 팔을 쭉 늘린다.
③ 팔과 다리를 45도 각도로 들어 올려준다.
④ 엉덩이로 지탱했다가 내려온다.
⑤ 허리에 힘이 아니라 엉덩이의 힘으로 올렸다 내린다.

글루테우스 막시무스 원래그 40초

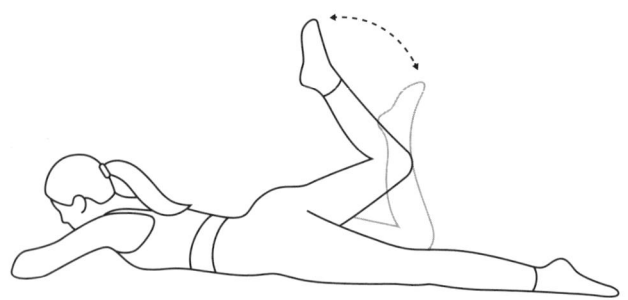

① 양팔을 턱 밑에 포갠다.
② 왼쪽 무릎을 90도 가량 구부려 발바닥이 위를 보게 한다.
③ 골반을 바닥에 붙인 상태에서 엉덩이 근육만 사용하여 다리를 들어 올린다.
④ 양쪽 모두 동일하게 수행한다.

힙 익스텐션 40초

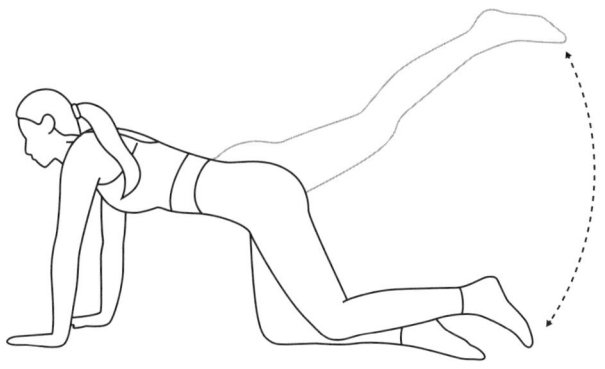

① 무릎을 꿇은 자세에서 팔로 지지한 상태로 엎드린다.
② 그 상태로 한쪽 다리를 쭉 편다.
③ 엉덩이 근육을 수축할 수 있는 만큼 수축한다.
④ 원래 자세로 돌아온다.
⑤ 양쪽 다리 번갈아 가며 수행한다.

덩키 킥 40초

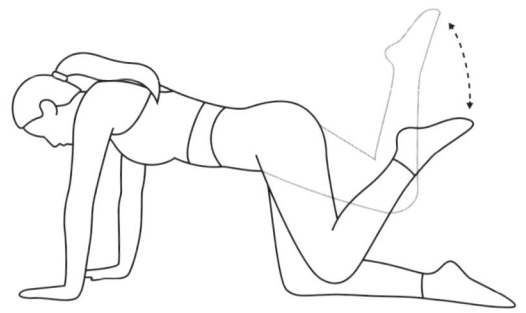

① 무릎을 꿇고, 팔로 몸을 지지한 상태로 엎드린다.
② 그 상태로 한쪽 다리를 든다.
③ 든 다리를 90도 각도로 구부린다.
④ 천장을 향해 다리를 올려준다.
⑤ 엉덩이 근육만 사용해 다리를 든다.
⑥ 지지하고 있는 양 팔의 어깨가 올라가지 않도록 주의하고 양쪽 골반이 일직선을 유지하며 동작한다.

라잉 레그 레이즈

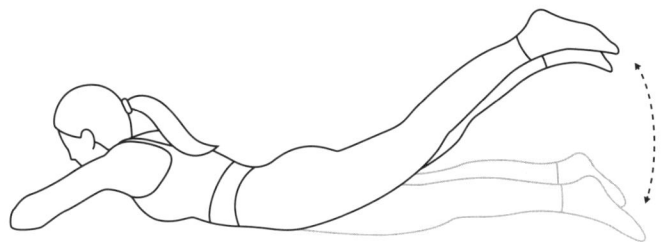

① 완전히 엎드린 상태에서 다리를 뒤로 뻗는다.
② 다리를 v 자 형태로 뒤로 밀어준다.
③ 엉덩이 근육의 수축을 느끼며 버틴다.
④ 엉덩이 힘으로 천천히 내린다.
⑤ 스트레칭으로 마무리한다.

○ 40초 하체 운동

허벅지 앞 라인 40초

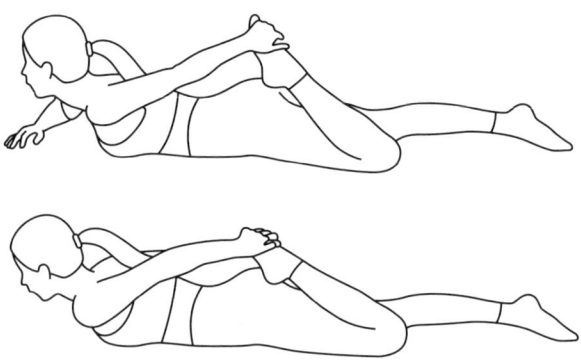

① 엎드린 상태에서 다리를 길게 뻗는다.
② 한쪽 다리를 접어 양손으로 발등을 감싼다.
③ 엉덩이 쪽으로 다리를 지그시 당긴다.
④ 다른 쪽 다리도 동일하게 한다.

허벅지 뒷 라인 40초

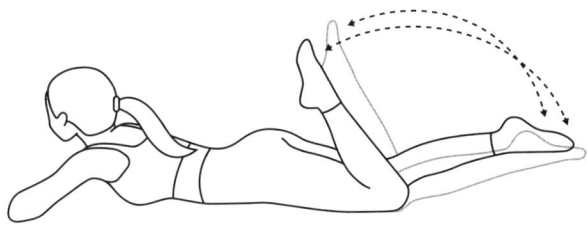

① 엎드린 상태에서 두다리는 길게 뻗어준다.
② 어깨가 올라가지 않게 팔꿈치로 바닥을 밀어내듯이 상체를 고정한다.
③ 물장구를 치듯 한 다리씩 교차하며 접어준다.
④ 허벅지 뒤 근육에 집중하며 힘있게 동작한다.

힙업, 여리탄탄 허벅지 40초

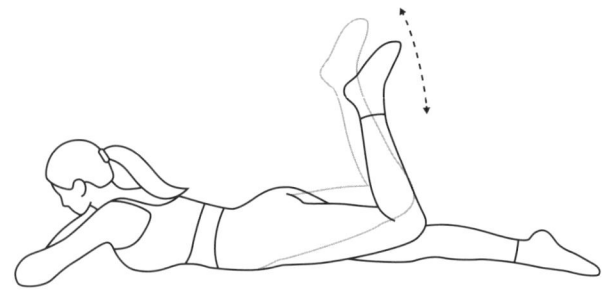

① 엎드린 상태에서 다리를 구부려 발바닥이 천장을 보게 한다.
② 발바닥이 천장을 보는 상태에서 허벅지 힘으로 다리를 들어 올린다.
③ 골반이 뜨지 않게 한다.
④ 반대쪽도 동일하게 수행한다.

허벅지 뒤 지방 제거 힙업 40초

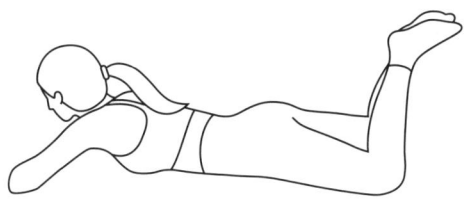

① 다리부터 기립근까지 만들어주는 운동이다.
② 발바닥이 천장을 보는 상태에서 두 다리를 모두 든다.
③ 양쪽 다리를 위로 들어준다.
④ 골반이 뜨지 않아야 허리에 무리가 가지 않는다.

허벅지 뒤 지방 제거 힙업 2 40초

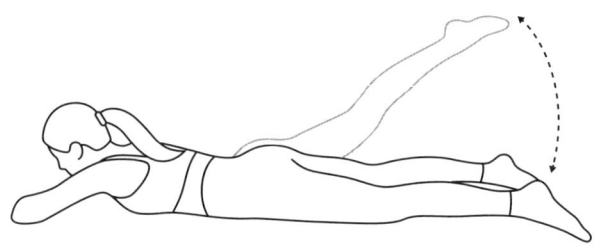

① 엎드린 상태에서 다리를 쭉 편다
② 한쪽 다리를 편 상태로 들어 올린다.
③ 엉덩이 힘만 사용한다.
④ 골반이 들리지 않게 한다.
⑤ 한쪽 다리를 원위치 한다.
⑥ 양쪽 다리 한 번씩 번갈아 가며 수행한다.

여리여리한 다리라인, 힙업 40초

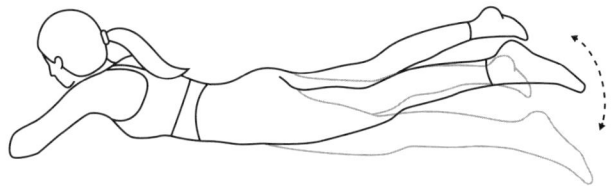

① 엎드린 상태를 유지한다.
② 다리를 v 자가 되도록 펴준다.
③ 편 상태에서 엉덩이 힘으로 다리를 올린다.
④ 다리를 제자리로 내려준다.

허벅지, 엉덩이, 허리 스트레칭 40초

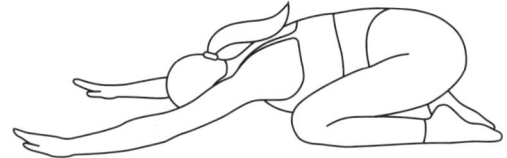

① 무릎을 반쯤 구부린 상태에서 손바닥으로 땅을 짚어 엎드린다.
② 무릎을 완전히 구부리고 가슴이 무릎에 닿을 정도가 되도록 붙인다.
③ 손은 바닥에서 떼지 않고, 기지개를 켜듯 가능한 한 멀리 보낸다.

허벅지 안쪽 살 제거 40초

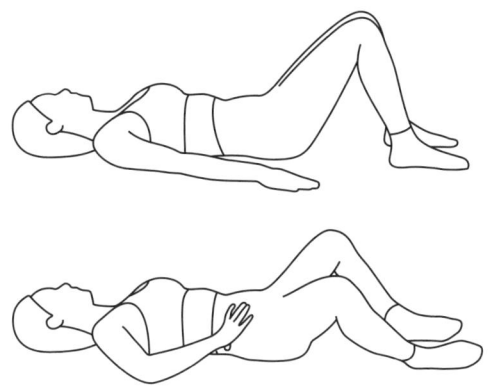

① 등을 땅에 대고 누워 무릎을 구부린다.
② 무릎을 구부린 상태에서 가능한 범위까지 벌린다.
③ 다리 안쪽이 이완되는 것을 느낀다.
④ 골반이 위로 뜨지 않도록 한다.

전신 스트레칭 40초

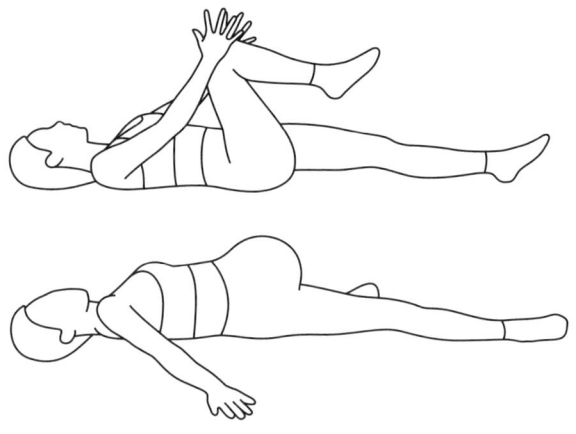

① 등을 대고 누운 상태에서

② 한쪽 무릎을 가슴에 닿도록 한다.

③ 양손으로 지그시 눌러준다.

④ 한 팔을 옆으로 쭉 펴서 바닥에 손바닥을 밀착시킨다.

⑤ 올린 무릎을 반대편 손으로 감싼다.

⑥ 반대편 손으로 무릎을 당겨준다.

⑦ 허리와 엉덩이가 이완되는 것을 느낀다.

⑧ 고개는 무릎과 반대편으로 돌려준다.

⑨ 팔과 다리를 털어 주며 마무리한다.

◯ Booty & Legs 40초 운동

스트레칭

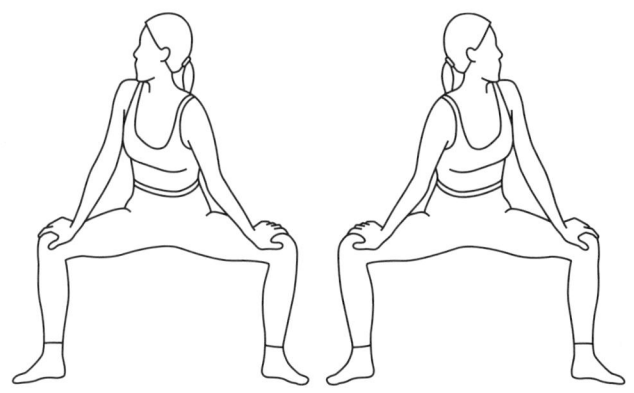

① 다리를 어깨보다 넓게 벌린다.
② 다리를 구부린 상태에서 무릎에 손을 짚는다.
③ 허리를 쭉 편 상태에서 어깨를 좌우로 돌린다.
④ 허리가 이완되는 느낌을 충분히 받는다.

V Squat 40초

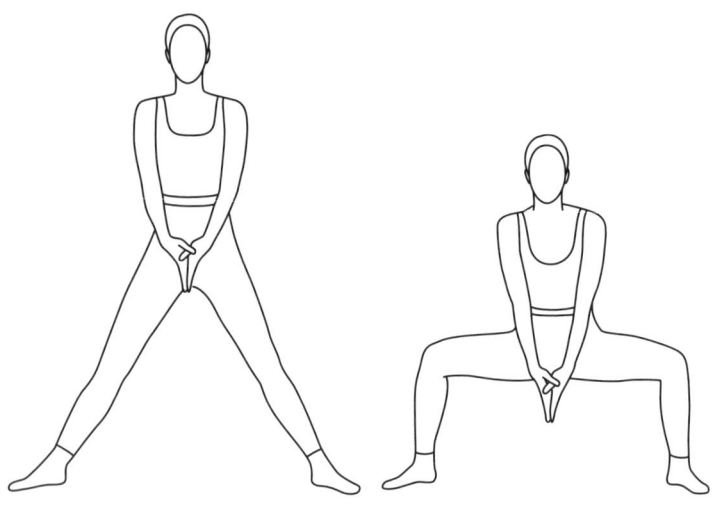

① v 자로 다리를 넓게 벌린다.

② 손을 가운데 모아 중심을 잡는다.

③ 무릎을 90도 정도 구부린 직각으로 앉는다.

④ 제자리로 올라온다.

사이드 런지 40초

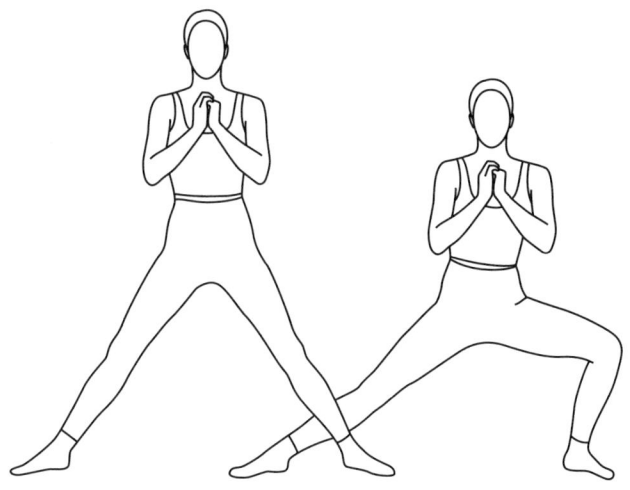

① 양발을 넓게 v 자로 열어준다.

② 양손을 가볍게 모은다.

③ 왼쪽 무릎부터 구부린다.

④ 반대쪽 발은 편 상태를 유지한다.

⑤ 허리가 말리지 않도록 복부에 힘을 준다.

⑥ 구부린 무릎이 발끝을 넘어가지 않도록 한다.

사이드 레그 레이즈 40초

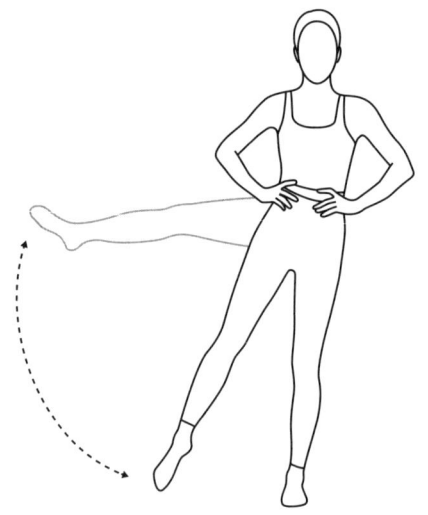

① 양손을 허리에 둔다.

② 골반 너비로 선다.

③ 한쪽 다리로 몸을 지지한다.

④ 반대쪽 다리를 천천히 위로 올린다.

⑤ 가능한 정도까지만 올린다.

⑥ 몸이 기울어지지 않게 한다.

⑦ 반대쪽도 똑같이 수행한다.

스탠딩 레그 레이즈 40초

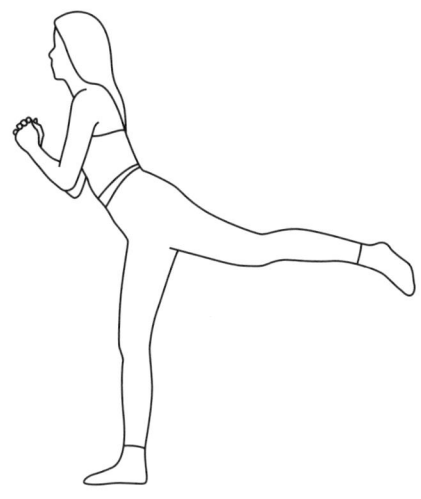

① 편안한 상태로 선다.
② 무릎을 살짝 구부리고, 한 다리로 지탱한다.
③ 엉덩이의 힘으로 한 쪽 다리를 뒤로 뻗는다.
④ 다리를 뻗을 때 허리가 숙여지지 않도록 최대한 일직선을 유지한다.
⑤ 양쪽 모두 수행한다.

와이드 스쿼트 40초

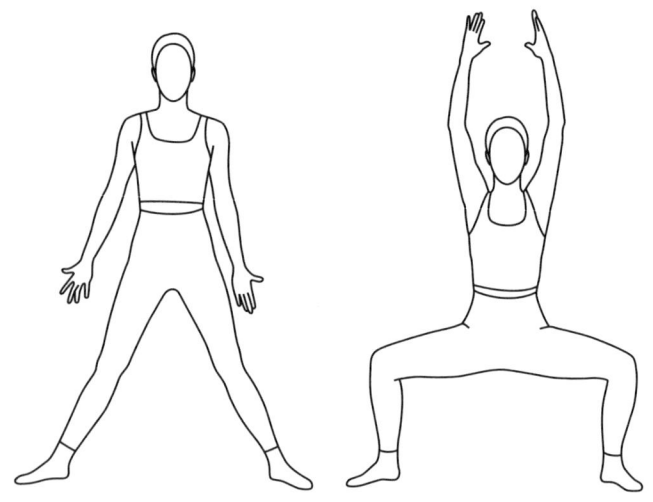

① 다리를 v 자로 벌린다.
② 양팔을 길게 뻗어 반원을 그리며 올려준다.
③ 동시에 90도 직각으로 앉았다가 일어난다.

스탠딩 레그 레이즈 프론트 40초

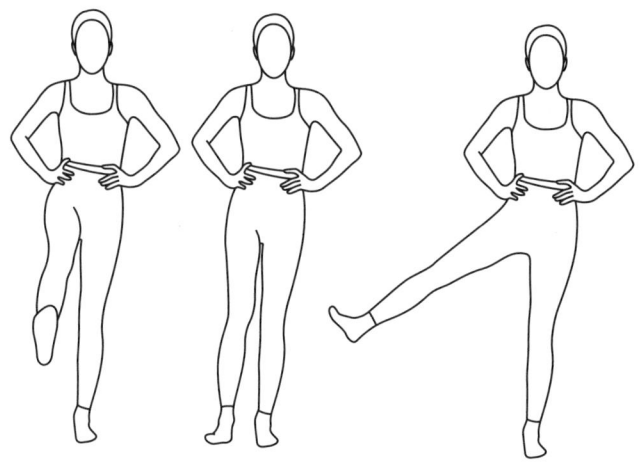

① 골반 넓이로 편안하게 서 준다.
② 양손을 허리에 올려 다리를 올려준다.
③ 올릴 수 있을 정도만 올렸다 내린다.
④ 앞으로 들었던 발을 땅에 붙이지 말고 다시 옆으로 올려준다.
⑤ 올릴 수 있을 정도만 올렸다 내린다.
⑥ 양쪽 모두 수행한다.

스텝 40초

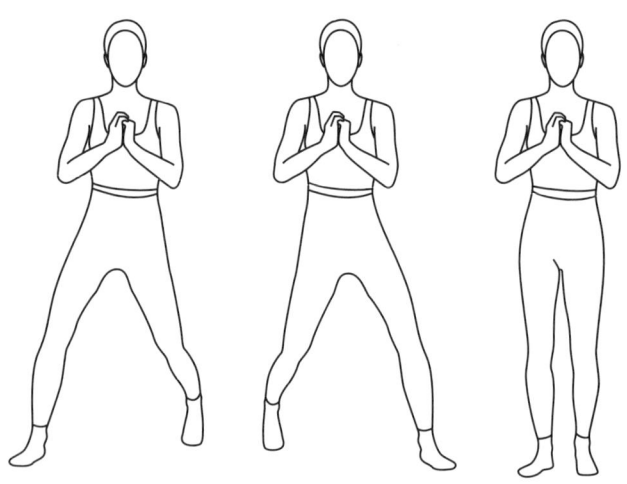

① 가벼운 제자리 걷기로 마름모 모양으로 걸어준다.

② 발을 어깨너비로 벌린다.

③ 대각선 바깥쪽으로 왼발을 내디딘다.

④ 오른쪽 바깥쪽으로 오른발을 내디딘다.

⑤ 호흡을 마시면서 제자리로 돌아온다.

힙 쓰러스트

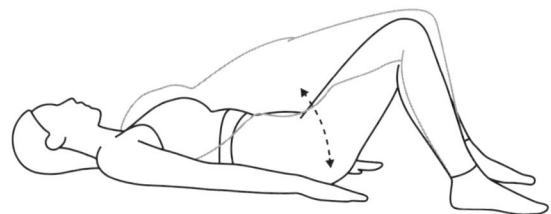

① 누운 상태에서 무릎을 구부려 준다.
② 발을 골반 넓이 정도로 벌린다.
③ 발바닥과 양손으로 바닥을 지지하며 힘을 주며 엉덩이를 들어 올린다.
④ 허리에 힘이 들어가지 않게 주의하고 내려올 때도 엉덩이의 힘을 풀지 않는다.

힙 어브덕션 40초

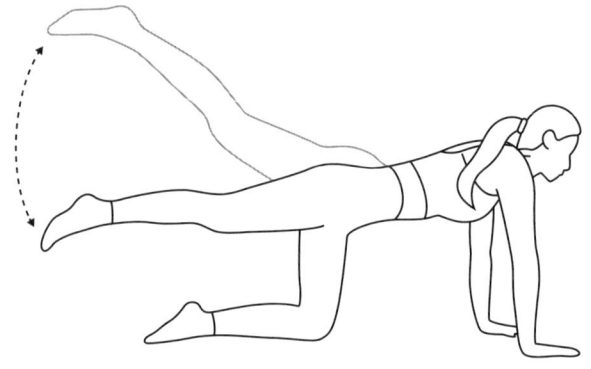

① 양 손바닥으로 바닥을 밀어내듯 11자로 뻗어준다. 다리는 무릎을 구부린 상태로 몸을 지탱한다.
② 엉덩이 힘으로 한쪽 다리를 위로 올린다.
③ 골반이 틀어지지 않도록 일직선을 유지한 채로 올린다.
④ 다리를 올릴 때 허리가 꺾이지 않도록 주의한다. 엉덩이 수축을 느낀다.
⑤ 엉덩이 힘을 풀지 않은 채로 천천히 내린다.
⑥ 양쪽 모두 수행한다.

덩키 킥 40초

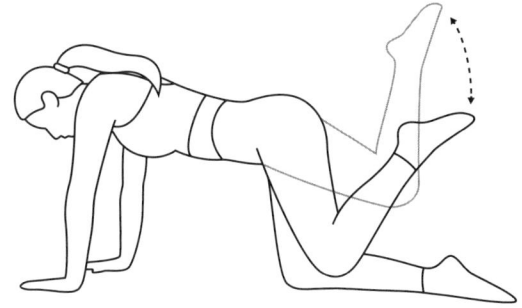

① 무릎을 구부린 상태에서 팔로 몸을 지지해 엎드린다.
② 지지한 상태에서 다리를 뒤로 들어 올린다.
③ 다리를 90도로 구부리고 발바닥이 위로 향한 상태로 뒤로 올려준다.
④ 엉덩이의 수축을 느낀다.

○ 팔다리 얇고 배만 볼록한 체형을 위한 40초 운동

스탠드 핸드 업 40초

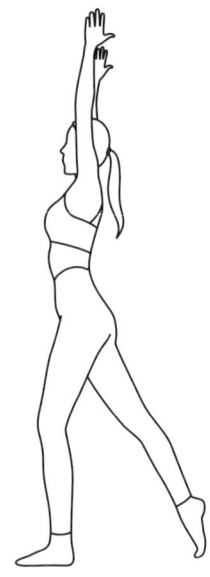

① 편한 자세로 선다.

② 손을 위로 올린다.

③ 동시에 한 발을 뒤로 뻗어준다.

④ 팔을 위로 올리면서 허리가 꺾이지 않게 한다.

스탠딩 사이드 크런치 40초

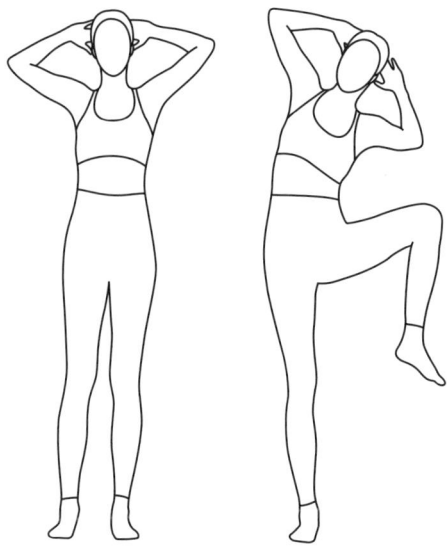

① 양손을 머리 뒤에 얹는다.
② 한쪽 다리를 옆으로 들며 구부린다.
③ 무릎과 팔꿈치가 닿을 정도로 움직인다.
④ 의자나 벽을 잡고 해도 괜찮다.

니업 클랩 핸즈 40초

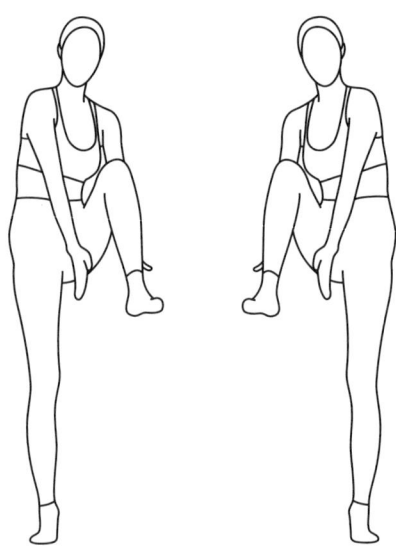

① 손을 만세하듯 위로 올린다.
② 위로 손을 쭉 뻗은 뒤 아래로 내려 박수를 친다.
③ 박수를 치는 동시에 무릎을 든다.
④ 무릎을 들며 무릎 아래로 박수를 친다.

바디 익스텐션 40초

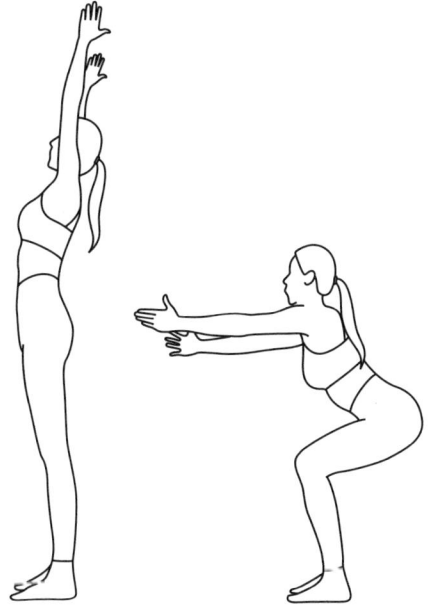

① 손을 만세하듯 위로 올린다.
② 만세 한 손을 앞으로 나란히 하듯 내리며 스쿼트 자세를 취한다.
④ 만세하는 자세로 돌아온다.

스탠딩 트위스트 크런치 40초

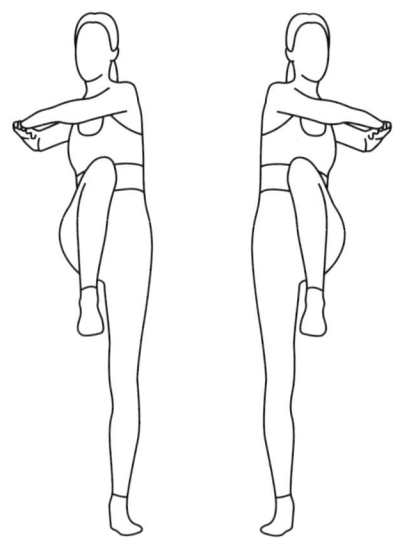

① 팔을 어깨높이까지 올린다와 수평을 이루도록 한다.

② 허리를 옆으로 틀어주면서 무릎을 차 올린다.

④ 한 번씩 번갈아 가며 운동한다.

스탠딩 암 백 40초

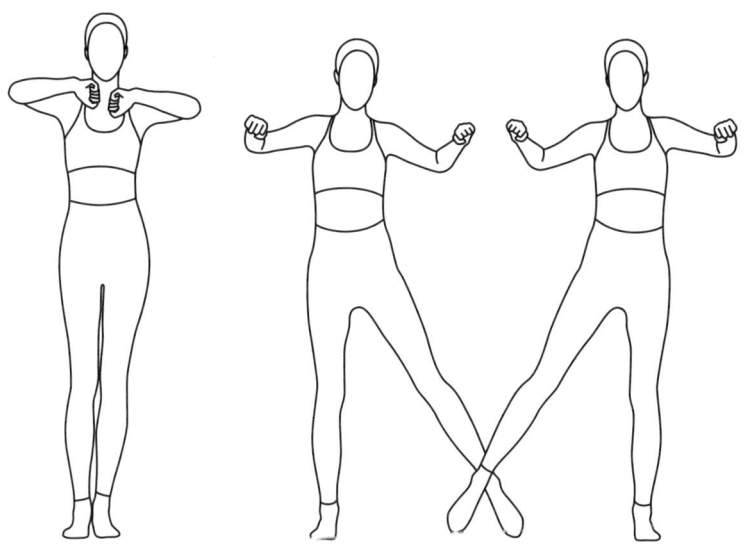

① 팔을 어깨높이까지 올렸다 당기듯 등을 좁혀준다.
② 등을 접으며 한 발씩 사이드로 딛는다.
③ 제자리로 돌아온다.

사이드 스텝 엘보우 40초

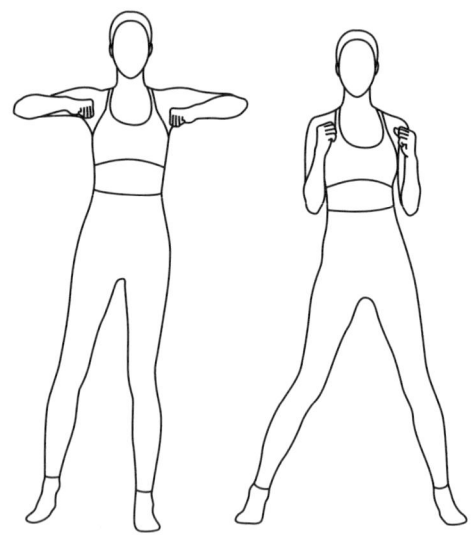

① 팔을 굽힌 상태로 어깨까지 팔을 벌린다.

② 팔을 벌리면서 왼쪽으로 이동한다.

③ 두 걸음 정도 이동하고 반대로 돌아온다.

사이드 잭 40초

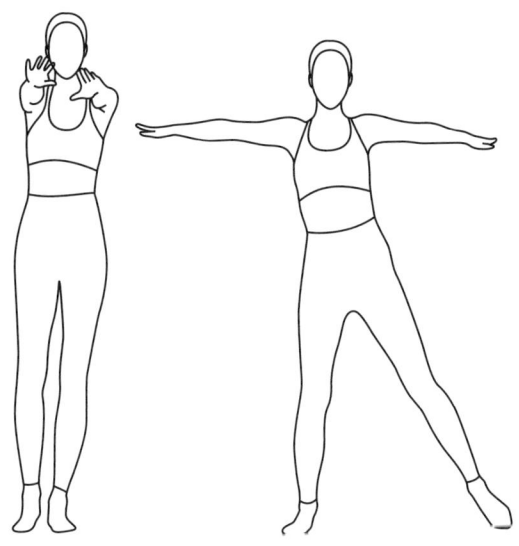

① 앞으로 나란히 한다.
② 등을 접으며 팔을 양옆으로 쭉 펼쳐 준다.
③ 양옆으로 펼치며 한쪽 스텝을 한다.
④ 왼쪽 오른쪽 번갈아 가며 수행한다.

니 업 크런치 40초

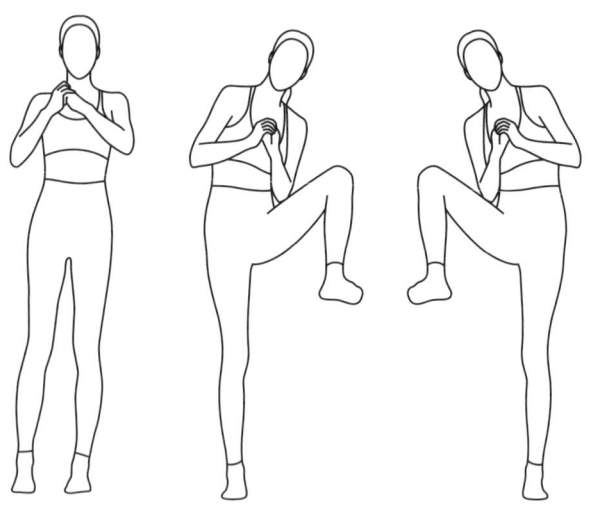

① 손을 가슴 높이에서 손을 모아준다.
② 손을 모은 상태에서 다리를 옆으로 올려준다.
③ 무릎과 팔꿈치가 닿을 정도로 다리를 올려준다.
④ 양발 번갈아가며 수행한다.

사이드 벤드 40초

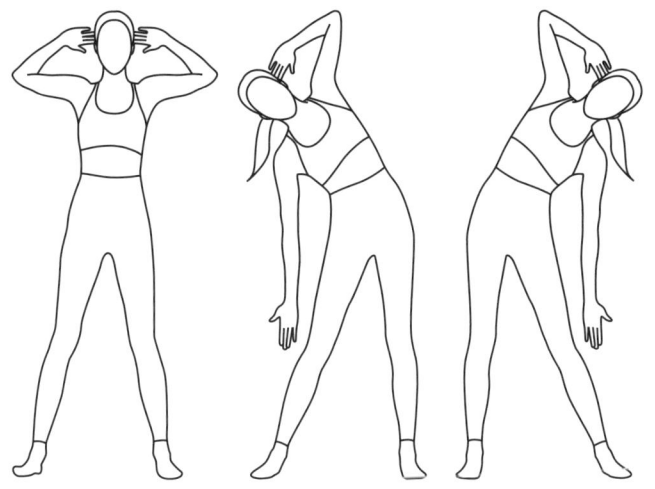

① 양손을 머리 뒤로 짚는다.
② 한쪽으로 허리를 숙이며, 손끝으로 무릎 옆이 닿을 만큼 내려준다.
④ 한 쪽씩 번갈아가며 수행한다.

워킹워킹 인 플레이스

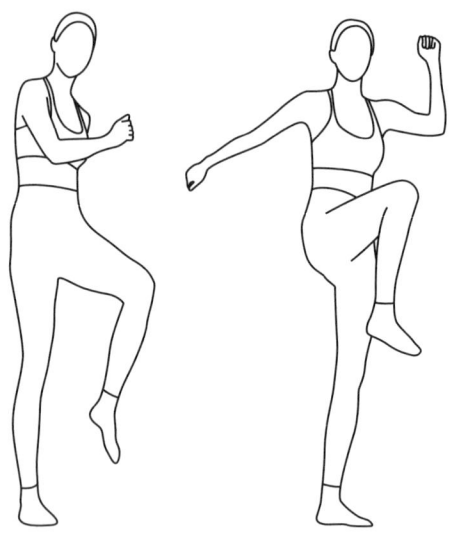

① 허리를 펴고 바른 자세로 선다.
② 복부에 힘을 주고, 상체가 숙어지지 않게 무릎을 골반 높이까지 올려 걷는다.
③ 양팔을 힘 있게 앞뒤로 움직여 준다.

○ 슬림한 팔 라인 40초

새가 날갯짓하듯 크게 팔을 위아래로 움직여 준다.

팔을 올릴 때 호흡을 마시고 내리며 뱉는다.

빠르지 않게 움직인다.

삼두근 강화 운동 40초

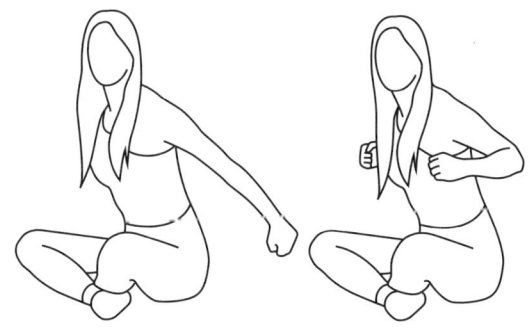

① 자리에 앉아 상체를 숙인 상태에서 양팔을 뒤로 뻗어준다

② 팔꿈치를 고정한 상태에서 양손을 앞에서 뒤로 뻗어준다.

③ 팔뚝 살이 빠지도록 삼두근에 힘을 주며 뒤로 뻗어준다.

탄력 있는 팔 라인 40초

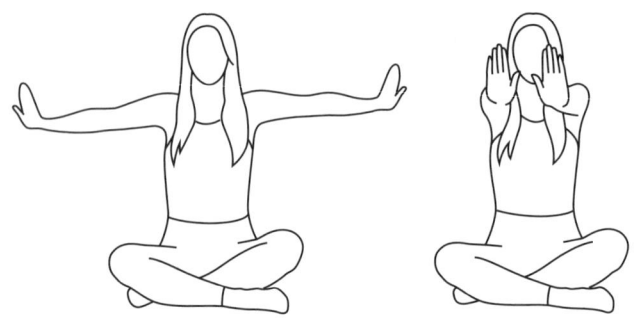

① 양팔로 벽을 밀어내듯 양옆으로 뻗는다.

② 양손 끝이 천장을 바라보게 90도로 세워준다.

③ 양팔이 당겨지는 느낌을 받는다.

④ 뻗은 양팔을 앞으로 가져오며 반복한다.

⑤ 양팔이 아래로 떨어지지 않게 수평을 유지한다.

슬림 탄탄 팔 라인 40초

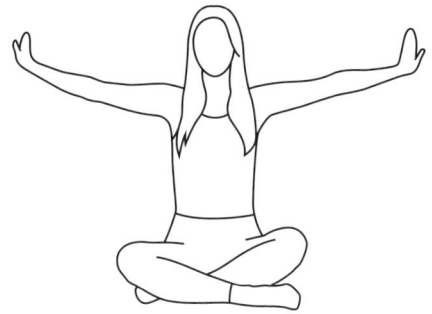

① 팔을 양옆으로 쭉 편다.
② 팔로 조그만 원을 돌리며 빙빙 돌린다.

팔뚝 살 등살 제거 40초

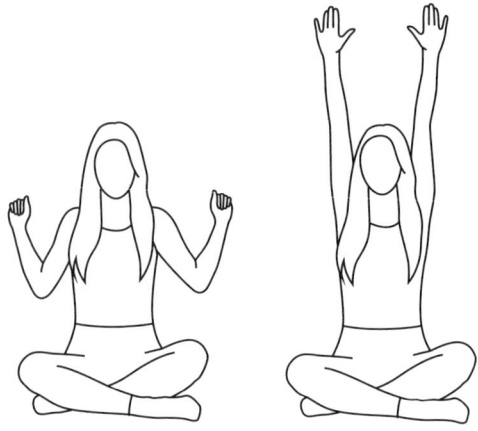

① 팔을 높이 올려 만세 포즈를 취한다.
② 팔을 당겨 팔꿈치를 허리까지 내린다.
③ 당겨 내릴 때 등의 어깨뼈가 움직이는 느낌을 받도록 한다.

팔뚝 살 제거 탄력 가슴 40초

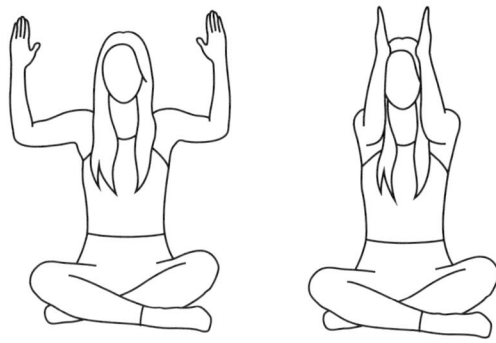

① 팔을 90도로 유지하며 놀란 포즈를 취한다.
② 팔의 각도를 유지한 상태로 앞으로 모아준다.
③ 팔꿈치가 아래로 떨어지지 않도록 한다.

팔뚝 살 제거 직각 어깨 40초

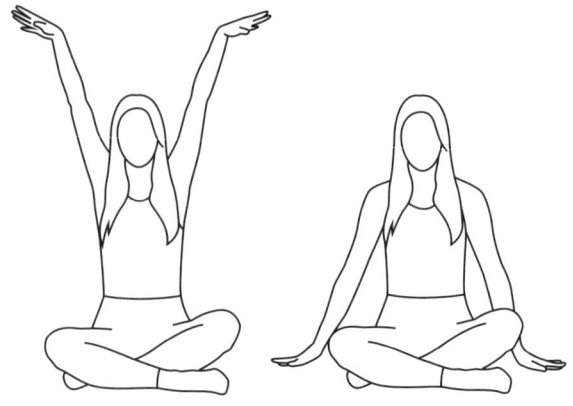

① 여리여리하지만 직각 어깨를 만들어 주는 운동이다.

② 팔을 v 자 형태로 넓게 올린다.

③ 팔로 반원을 그린다.

④ 팔이 아래 위치했을 때 손바닥이 위로 향하게 하고 위에 있었을 때 손바닥이 아래로 향하게 한다.

팔뚝 살 제거, 탄탄한 팔 라인 40초

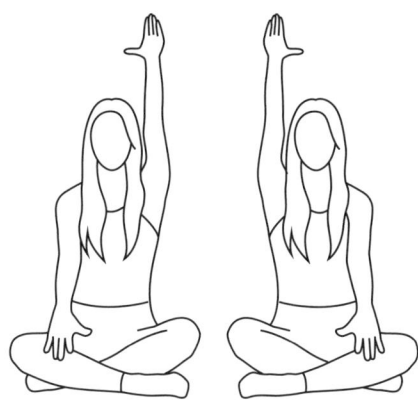

① 팔을 앞으로 나란히 한다.
② 오른팔과 왼팔을 좌우로 교차하며 위아래로 움직인다.
③ 여러 번 반복한다.

팔뚝 살, 등살, 겨드랑이 살 제거 40초

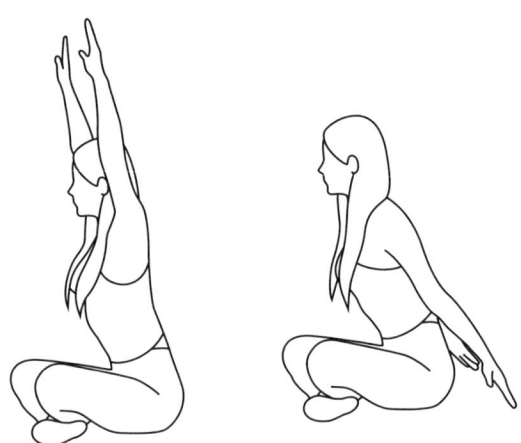

① 팔을 만세 모양으로 들고 몸을 약간 앞으로 기울인다.
② 팔을 반원을 그리며 내린다.
③ 내릴 때 마지막 위치가 엉덩이보다 약간 뒤로 가게 한다.
④ 여러 번 반복한다.

팔뚝 살 제거 40초

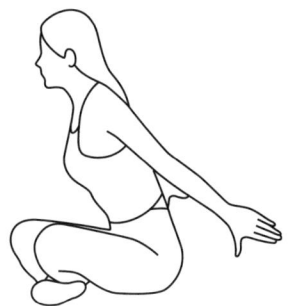

① 손을 뒤로 보낸다.
② 손을 뒤로 보낸 상태로 손뼉을 친다.

7.
다이어트할 때 많이 하는 질문

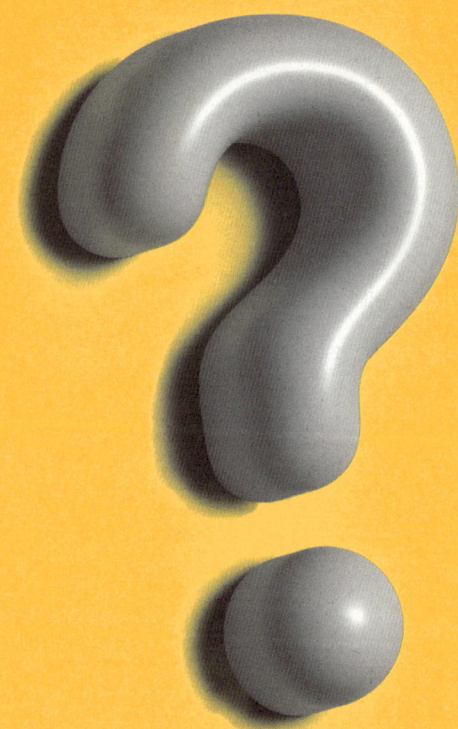

"살이 안 빠져요."

"다이어트가 너무 힘들어요."

"변화가 없어서 너무 스트레스 받아요."

"식단 지키는 게 어려워요."

오랜 기간 트레이너로 활동하면서 수강생들의 요청은 비슷했다. 다이어트가 힘들다는 사실. 질문을 살펴보자.

Q 운동 안 하고 살 빠지는 방법은 없나요?

먹는 순서를 바꾸면 자연스럽게 살이 빠진다. 채소-단백질-탄수화물 순으로 먹다 보면 양이 자연스럽게 줄어들 수밖에 없다. 채소라고 하면 양배추, 양상추, 상추, 나물, 김치도 포함이다. 단백질 종류로 소고기, 돼지고기, 우리고기, 두부, 콩, 달걀, 생신을 먹고, 탄수화물 종류로 밥, 빵, 면, 국수, 냉면 등의 순으로 먹게 되면 탄수화물 양이 줄어든다. 이렇게 먹는 순서만 바꾸어도 비만 호르몬의 분비가 안정화된다. 실천도 쉬운 편이다. 이렇게 식단을 조절하면 운동을 하지 않고도 살이 빠진다. 변비에도 도움이 되고 혈당 관리에도 좋다.

Q 다이어트로 고구마만 먹으면 어떤가요?

원 푸드 다이어트 중에 고구마만 선택해서 먹는 경우가 있다. 식이

섬유도 있고 포만감도 주기 때문에 먹으면 살이 빠진다고 알고 있다. 꼭 그렇지 않다. 나도 선수를 준비하면서 일주일 고구마 다이어트를 한 적이 있었는데 처음 3일까지는 괜찮다가 배에 가스가 차고 목에 막혀 체한 적도 있다. 고구마를 먹을 때는 반드시 다른 채소를 함께 섭취하자. 특히 혈당 관리가 필요한 사람이라면 공복에 고구마 섭취는 반드시 피해야 한다.

Q 몸에 좋은 지방은 어떤 게 있나요?

유명한 방법으로 저탄고지 다이어트가 있다. 탄수화물을 적게 먹고, 지방 섭취를 늘리는 방식이다. 나도 탄수화물을 줄이니 살이 빠지기 시작했다. 그러나 소고기에 있는 지방을 계속 섭취하다 보니 피부가 나빠지고 콜레스테롤 수치가 높아졌다. 마블링이 많은 소고기도 기름을 조심해야 한다. 식용유보다는 아보카도 오일이 좋다. 나도 아보카도 오일을 매일 섭취했더니 피부가 좋아지고 포만감도 높아 다이어트에도 도움이 되었다. 당질을 낮추고 좋은 지방을 섭취해야 피부도 좋아지고 건강한 다이어트를 할 수 있다.

Q 햄버거가 너무 좋아요

몸에 안 좋은 음식을 아예 먹지 않는 건 불가능하다. 좋지 않은 음식에 대한 경계는 해야 하지만, 아예 먹지 않는 것은 오히려 부정적인 결과를 일으킬 수 있다. 그 음식이 먹고 싶어 폭식할 수 있기 때문이다. 강박과 억제는 오히려 다이어터에게 부담을 주기 때문에 피하는 것이 좋다. 다이어트의 목적은 관리와 절제. 햄버거가 먹고 싶으면 먹자. 다만 가끔 먹되 반으로 나눠 먹는 것을 추천한다. 그게 안 된다면 소스를 적게 뿌려 달라고 하자.

Q 치킨이 너무 먹고싶어요

피트니스 선수 시절에도 치킨의 유혹을 떨칠 수 없었다. 아는 맛이 무섭다. 다이어터에게 추천하는 치킨 종류는 다음과 같다.

- 오븐에시 구워진 닭
- 에어프라이어로 구운 닭
- 전기구이 통닭

기름에 튀긴 닭은 배제하고 구운 닭으로만 섭취했더니 크게 살이 찌지 않았다. 단백질을 건강한 방식으로 섭취하는 게 중요하다.

Q 단백질은 많이 먹어도 괜찮나요?

처음에는 단백질을 많이 먹으면 무조건 좋은 줄 알았다. 그래서 고기를 많이 먹었다. 그랬더니 콜레스테롤이 높아지면서 고지혈증이 왔다. 단백질도 본인 체중에 따라 양을 조절해야 한다. 단백질은 식물성과 동물성이 있다. 식물성에는 렌틸콩, 강낭콩, 서리태 등의 콩류와 동물성 단백질인 닭가슴살, 소고기, 오리고기, 달걀 등이 있다. 이 두 가지 단백질을 균형 있게 섭취하는 것이 좋다. 나는 육류를 많이 섭취했더니 몸의 염증 수치가 높아졌다. 식물성과 함께 골고루 섭취했더니 소화도 잘되고 염증 수치도 정상화되었다.

Q 운동이 너무 하기 싫어요

운동이 너무 하기 싫다면 스트레칭을 하거나 활동량을 늘려야 된다. 가만히 있으면 몸이 망가진다. 살아 있는 한 움직여야 한다. 성격에 맞는 운동을 찾자. 나는 웨이트만 6년간 해오다가 어느 순간 하기 싫어졌다. 한 음식만 먹는 것과 마찬가지로 한 운동만 하게 된다면 하기 싫은 것은 당연하다. 다양한 운동을 해야 한다. 필라테스를 해 봤더니 잘 맞았다. 이후 요가, 수영, 에어로빅, 줌바, 스피닝, 축구, 배드민턴까지 도전했다. 가장 재미있던 운동은 줌바였다. 운동을 하는 동안 스트레스가 풀렸다. 자기 성격과 맞는 운동을 해야 한다. 내 성격에 맞추어 스트레스를 풀 수 있는 운동을 찾아야 한다.

Q 다이어트 중 빵이 너무 먹고 싶을 땐 어떻게 하나요?

너무 먹고 싶으면 먹어야 한다. 참는 건 폭식을 부른다. 나도 다이어트 때 빵을 끊는 게 가장 어려웠다. 밀가루를 끊는 사회 실험이 인기 있을 정도이니, 다들 얼마나 어려워하는지 가늠할 수 있다. 부록에 브랜드별로 추천하는 빵을 수록해 두었다. 참고해서 적정량을 섭취하자. 가능하다면 비건 빵이나 통곡물 빵을 권한다.

Q 음식을 천천히 먹으라는데 그렇게 못 하겠어요

음식을 빨리 먹게 되면 많이 먹게 되고 맛을 깊게 느낄 수도 없다. 그전에 음식을 대하는 우리의 마음을 바꾸어야 한다. 음식에 대한 경건함, 예의, 감사의 마음을 가져야 한다. 내 앞에 음식이 오기까지 많은 사람의 땀과 수고가 있다. 머어 치울 대상으로만 생각하지 말자. 천천히 음미하면서 먹을 때 품위도 챙길 수 있다. 음식 앞에서 이성을 잃지 말자.

Q 얼마나 먹어야 할지 모르겠어요

옛말에 배부르기 전에 숟가락을 놓으라는 말이 있다. 배가 부르다고 느낄 만큼 먹게 되면 수저를 놓고 일어서는 순간 부담감이 몰려온다. 절제를 잘 하는 사람들은 자신의 적정량을 안다. 식당에서 주는 1인분을 다 먹기보다 80%씩 먹는 습관을 들여보자.

Q 과식을 해도 괜찮을까요?

과식하는 날이 가끔은 있다. 매일 그렇다면 문제가 되겠지만 행사나 모임이 있을 땐 조절이 어렵다. 이럴 때 과식했다면 다음 날은 따뜻한 물을 많이 마시고 첫 끼를 최대한 늦게 먹는 걸 추천한다. 나 같은 경우에는 아침 공복 운동을 하고 1~2시에 첫 끼를 먹는다. 이렇게 했더니 살이 찌지 않았다.

Q 디저트가 너무 먹고 싶어요

디저트를 먹어도 괜찮다. 특히 음료와 케이크는 부록에 적정량을 적어두었다. 해당 부록을 참고하자. 이 외에도 디저트를 먹을 때는 식사 후 이어 먹는 편이 좋다. 간식처럼 식사 후 배가 꺼진 다음에 먹으면 오히려 혈당이 올라 다이어트에 독이 된다. 하지만 식사 후 바로 디저트를 먹으면 단독으로 먹었을 때보다 혈당이 덜 오른다. 다른 음식이 혈당을 급격히 오르는 것을 막아주기 때문이다.

Q 0칼로리 음식은 괜찮나요?

다이어트 때문에 0칼로리 음식만 찾고 있다면 영양실조에 걸릴 확률이 높다. 영양분을 제대로 섭취하면 다른 음식이 생각나지 않는다. 영양이 부족하기 때문에 다른 음식을 바라는 것이다. 웬만하면 0칼로리 음식은 추천하지 않는다.

Q 회사를 다니는데 어떻게 다이어트를 어떻게 하나요?

도시락을 싸서 먹는 게 다이어트에는 가장 좋지만, 다른 사람과 식사를 같이 한다면 그린 라이트가 제안하는 순서를 지켜서 식사하자. 다이어트만 생각하다 관계가 어색해질 수도 있다. 먹는 순서를 지키면 어렵지 않게 관리할 수 있다. 채소를 먼저 먹고 단백질, 그리고 탄수화물을 먹자. 다이어트 중이라면 여기서 양을 조절하면 된다. 이렇게만 해도 살이 찌지 않는다. 반드시 순서를 지켜라.

Q 술자리는 피할까요?

어떻게 술자리를 피할 수 있을까. 피할 수 있나면 좋겠지만 일상생활도 해야 한다. 그러니 절제할 수 있어야 한다. 술은 살이 가장 빨리 붙는 지름길이다. 몸에 좋은 게 없다. 하지만 피할 수 없다면 소주 한 잔에 물 한 잔을 반드시 먹자. 외식해서 먹기 좋은 음식은 부록에 정리해 두었다.

Q 혼자 있으면 음식 조절이 안 돼요

이런 상황은 정말 힘들다. 폭식은 나를 학대하는 일이다. 나를 돌

볼 사람은 나밖에 없다. 내가 나를 사랑하고 돌봐야 한다. 나의 경우는 혼자 있을 때 폭식을 했다. 다이어트를 하면서 억누른 감정 때문이기도 했지만, 알고 보면 아무도 모르는 외로움 때문이었던 것 같다. 폭식이 반복된다면 마음을 돌아봐야 한다. 나도 모르는 상처나 분노, 외로움이 있는 건 아닌지 돌아보자.

Q 나만 살이 안 빠지는 것 같아요

남과 비교하면 살이 빠져도 빠진 느낌이 안 든다. 자신을 비하하거나 사랑하지 않는다면 성취감을 누릴 수 없다. 성취감이 없으면 관리도 어렵다. 다이어트와 요요 사이의 끝없는 굴레에 빠지게 된다. 자신을 사랑하는 법을 익히자. 수강생에게 들었던 질문을 곱씹어보면 다이어트의 어려움과 고통, 강박이 내포되어 있었다. 대부분이 다이어트를 훈련처럼 시작한다.

"내일부터 다이어트 시작해야지."라고 결심한 후에 식단을 짜고, 며칠간 몇 kg를 뺄지 계획을 세운다. 주변 사람들에게 다이어트 중이라고 알린다. 스스로를 음식으로부터 고립시킨다. pt를 받을 때 피트니스 선생님께 금일 먹은 음식을 전송하고 점검을 받는다. 선생님은 조교처럼 검토하신다. 훈련과 다를 바가 없다. 훈련은 시작이 있으면 마치는 순간이 있다. 하지만 다이어트를 매번 훈련하는 방식으로 할 수는 없다. 요요는 훈련과 훈련 사이에 온다. 이보다 온건한 방식으로 지속 가능한 다이어트를 실천해야 한다. 소위 말해 라이프 스타일이 되어야 한다. 적정 체중까지 다이어트를 하고, 유지도 해야 하기 때문에 훈련처럼 하는 다이어트 방식은 어울리지 않는다.

Q 마음대로 먹는데 어떻게 살이 빠지죠?

몸의 자연스러운 신호에 따라 식사하는 방식은 마음대로 먹는 것과 다르다. 식사 결정을 내리는 데 외부의 규칙이 아닌 내 몸의 신호에 집중하게 한다. 몸이 무엇을 필요로 하는지 더 잘 이해할 수 있게 돕는다. 앞에서도 이야기했지만 라이프 스타일인 그린 라이트 다이어트는 자기 몸을 이해하고 관리하는 것을 목표로 한다. 무분별한 식사와 강박은 모두 자신을 이해하지 않고 극단으로 치닫는 방식이다. 이보다는 몸의 소리를 들어보자. 비슷한 계열인 직관적 식사로도 살을 뺀 사람이 많다고 하니 참고하자.

Q 감정적 식욕과 실제 배고픔을 어떻게 구분하나요?

감정적 식욕과 실제 배고픔은 명확하게 구분할 수 있다. 실제 배고픔은 신체적 필요로 발생한다. 하지만 감정적인 배고픔은 감정 상태와 관련이 있으므로 원인에서 차이가 난다. 원인에 차이가 있으므로 대처도 다르게 해야 한다. 식사 일지를 사용하여 식사 전후의 감정과 배고픔의 수준을 기록하면 감정적 배고픔에 대한 자신의 반응을 점검할 수 있다. 마음 챙김을 통해서도 식사량이 줄어드는 것을 앞서 확인했다.

Q 형편 없는 음식을 먹어도 살이 빠진다고요?

형편없는 음식을 마구 먹으라는 뜻이 아니다. 우리의 환경을 고려해 보자. 정크푸드를 매일 먹으면 안 되겠지만 아예 안 먹고 살 수는 없다. 스타벅스에서 매일 아메리카노만 고를 수 없다. 어느 날에는 카라멜 마끼아또가 먹고 싶을 수 있다. 욕망을 억제하며 카라멜 마끼아또를 아예 마시지 않는 것은 아주 가끔 한 잔 마시며 자신을 달래는 일보다 손실이 크다. 특정 음식에 관한 생각을 멈출 수 없기 때문이다. 그렇기 때문에 어느 정도 출구가 필요하다. 케빈 맥기니스라는 사람은 100일 동안 맥도날드 햄버거만 먹고 26.5kg을 감량하기도 했다. 그는 기간 채소와 과일을 따로 섭취하지 않았다고 했다. 다만 식사량과 탄산음료와 술은 줄였다고 한다. 살은 빠지지만 건강한 식습관이 아니니 따라 하지 말자

O 배고픔은 참을 수 없습니다. 결국은 터져버리거든요.

배고픔은 자연스러운 신호이지만 관리할 수 있다. 식사 계획이나 영양 균형, 그리고 자신의 배고픔에 대한 객관적 시각을 통해 조절할 수 있다. 규칙적으로 식사하는 사람은 식사 사이에 덜 배고픈 경향을 띤다.

배고픔을 조절하고 과식을 예방할 수 있다. 영양이 균형 잡힌 식사는 혈당 관리의 측면에서도 좋지만, 소화를 천천히 하기 때문에 배고픔을 느끼는 시간이 줄어든다. 그리고 위에서 보았듯이 실제 배고픔과 감정적 배고픔을 구분해 간식 섭취를 줄이고, 올바른 식사 규칙을 세울 수 있다. '참을 수 없어서 먹는다.'가 아니라 좋은 식습관을 통해 관리한다는 표현이 맞다.

8.
부록

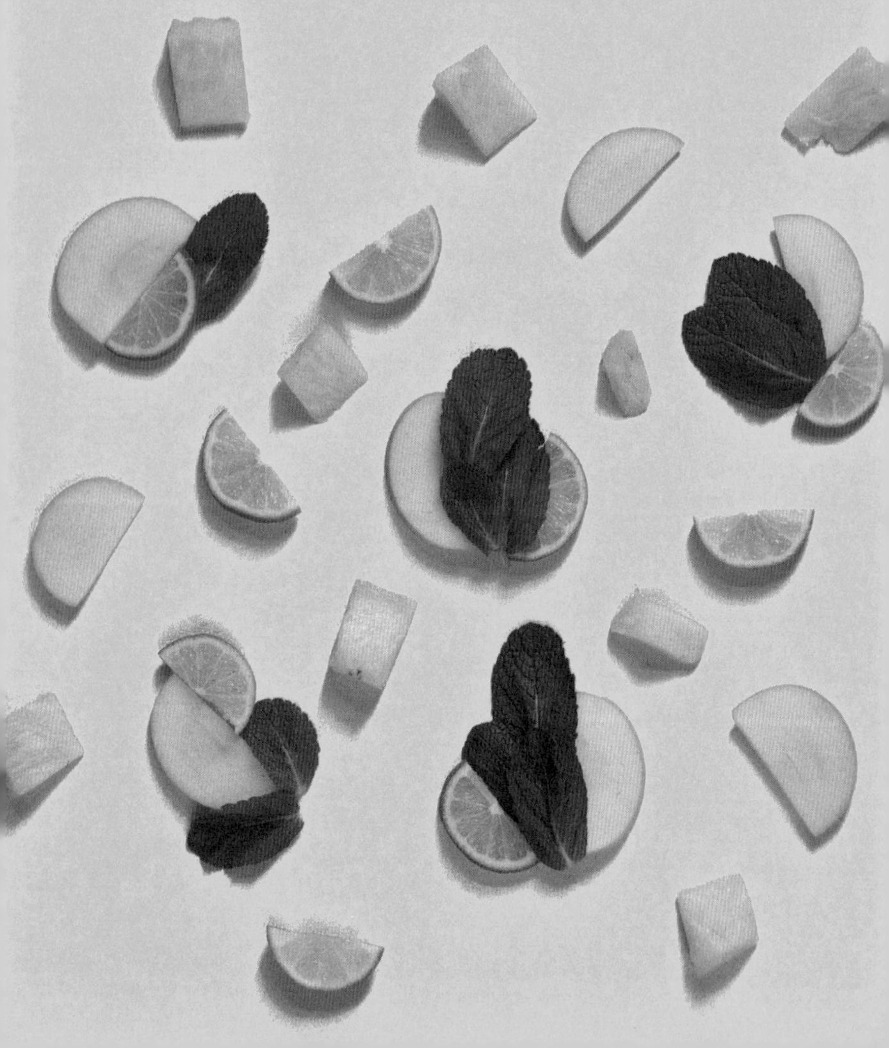

다이어트 도중
외식 팁

집에서 해 먹는 음식과 밖에서 사 먹는 음식은 확실히 다르다. 외식은 설레고 즐거운 일이지만 다이어터에게는 부담이 된다. 메뉴를 정하는 것도, 양을 조절하는 것도 쉬운 일이 아니기 때문이다. 특히 식당들은 장사를 위해 더 자극적이고 진한 음식들을 선보인다. 조미료가 잔뜩 들어간 음식은 맛있을 수밖에 없다. 식재료 값을 줄이기 위해 일반 식용유나 가공 버터를 사용할 수 있다. 결국 달고 짠 음식에 적응되어 맛이 센 가게를 계속 찾게 된다.

그렇다고 외식을 아예 안 할 수는 없다. 사회생활도 해야 하고 친구들도 만나야 하기 때문이다. 매일 집에서 음식을 해 먹다가는 오히려 매너리즘에 빠질지도 모른다. 사람들과 어울리는 자리에서 혼자 샐러드를 꺼내 먹는 것도 고역이다. 나도 그렇게 인간관계에 어려움을 겪었다.

다행히 우리에게는 솔루션이 있다. 외식 메뉴라고 해서 전부 몸에 안 좋은 것은 아니기 때문이다. 독자들을 위해 다이어트에 적합한 외식 메뉴 혹은 방법을 소개한다.

○ 다이어터 외식 메뉴 추천 Best 4

회

회라면 종류와 상관없이 괜찮다. 그래도 참치는 가능한 피하는 게 좋다. 중금속을 많이 함유한 최상위 포식자이기 때문이다. 횟집에서 주의할 것은 메인 메뉴가 아니다. 곁들이는 반찬이나 소스가 포인트이다. 초고추장에는 설탕이 많이 들어있으니, 간장이나 고추냉이 위주로 먹는 게 좋다. 그 외 튀김이나 콘샐러드, 알밥, 우동 같은 음식은 양을 조절해서 먹자.

키토 김밥

분식이 가끔 당길 때가 있다. 하지만 탄수화물이 너무 많이 들어있는 분식이 꺼려지는 것은 당연하다. 대체할 만한 음식이 있으면 좋겠다는 생각이 든다면, 키토 김밥을 고르자. 밥 대신 계란 지단을 채워 넣었다. 키토 식단이 문화로 자리 잡기 전에는 접하기 어려운 식품이었다. 하지만 이제는 동네에 한 곳 정도는 키토 음식을 파는 곳이 생겼을 정도로 대중화되었다. 접하기도 쉽고, 탄수화물을 대체하기도 좋으니 주변의 키토 음식점을 찾아보자. 직장 동료와 점심을 먹을 때 가면 좋다.

월남쌈

빠르게 나오는 음식인 쌀국수는 직장인 사이에 인기가 좋다. 뜨끈한 국물에 쌀국수를 먹고 나면 든든한 기분이 든다. 하지만 다이어트를 하며 쌀국수가 부담되는 경우가 있다. 이럴 때 야채가 많이 든 월남쌈을 선택하자. 야채가 많이 들어있을 뿐 아니라, 새우나 고기 같은 단백질이 포함된 것도 있다. 동료와 사이좋게 나눠 먹을 수도 있어, 다이어트를 한다고 드러내지 않을 수 있다.

샤브샤브

샤부샤부에는 다양한 채소와 소고기, 혹은 해산물이 들어 있다. 채소, 버섯, 고기, 해산물은 포만감이 들 때까지 충분히 먹자. 특히 채소와 버섯은 마음껏 먹어도 좋다. 건더기를 찍어 먹는 소스도 다양하다. 가능한 간장 소스 위주로 먹고, 월남쌈은 탄수화물 함량이 높으니 자제하자. 마무리 단계인 칼국수와 죽은 건너뛰는 편이 좋다.

포케

하와이가 기원인 음식이다. 야채, 생선, 견과류를 비벼서 먹는다. 익지 않은 음식을 깍둑썰기해 먹는다. 포케는 다이어트 음식으로 각광을 받는 중이다. 점심으로 빠르게 먹기도 좋고 식사 후 가벼운 기분을 낼 수 있다. 야채, 생선, 견과류가 들어가기 때문에 영양의 밸런스도 좋다.

두부 요리

두부는 공인된 다이어트 식품이다. 조금만 찾아봐도 두부 요릿집은 동네에 하나씩 있다. 가족과 외식할 경우 두붓집도 살펴보자. 순두부,

두부 지짐, 두부전골, 비지는 다이어트에 도움이 된다. 100g당 84칼로리 정도인데, 단백질 함유량도 많고, 맛도 좋다. 다만 맑은 국물 위주로 섭취하자. 매콤하게 맛을 낸 국물은 다이어트에도 도움이 되지 않을 뿐 아니라, 고기나 생선을 넣어 걸쭉하게 끓여내기 때문에 칼로리가 높고 지방도 많다. 만약 매콤한 고기/생선 베이스의 두부전골을 먹게 된다면, 한두 국자만 작은 그릇에 옮겨 담아 먹자.

고기

고깃집에 가서 삼겹살, 목살, 양념갈비를 나란히 주문했다면 우선 목살부터 먹자. 가능한 지방이 적은 부위부터 맛있게 먹는다. 양념이 센 고기는 가능한 뒤로 미루는 게 좋다. 양념에는 대부분 설탕이나 과당이 포함된다. 찌개 역시 짭짤한 국물을 먹으면 꼭 밥을 먹게 되므로 가능한 한 고기 위주로 먹자. 후식 냉면은 되도록 먹지 않는다.

소금, 기름장, 쌈장 등 소스는 조금씩 먹고, 먹을 때마다 쌈을 싸서 먹으면 좋다. 채소를 많이 먹을수록 포만감도 들고 쌈을 싸느라 천천히 먹을 수도 있다. 추가해서 먹기 좋은 메뉴는 달걀찜. 맛도 좋고 영양분도 좋으니 냉면이나 소면보다는 달걀찜을 먹자.

다이어트 도중 간식 팁

우리는 밥을 먹자마자 케이크, 과자, 아이스크림 같은 음식을 찾는다. 간식이나 야식을 먹는 것은 모두 습관이며, 건강한 식습관이 자리를 잡을 때 지속 가능한 다이어트를 할 수 있다. 평소 빵이나 과자, 떡 같은 정제 탄수화물을 즐겨 먹었다면 우선 간식의 종류를 바꿔 보자. 간식을 먹는 것 자체가 다이어트에 큰 도움은 되지 않겠지만, 그래도 하나씩 바꿔 가며 건강한 방향을 추구하면 된다. 너무 갑작스러운 변화는 오히려 강박이나 반작용을 불러올 수 있다. 당류가 적고 만족스러운 포만감을 주는 간식을 살펴보자.

달걀

다이어터에게 달걀은 가성비가 매우 좋은 음식이다. 맛도 좋은데 영양분도 풍성하고 포만감도 적지 않기 때문이다. 삶은 달걀로 샐러드에 곁들여 먹어도 좋고, 반찬으로 달걀말이를 해 먹어도 좋다. 그래도 간식으로 먹는다면 간편하게 삶은 달걀이나 구운 달걀을 먹자. 요즘은 편의점에서 반숙란도 찾을 수 있다. 간식만으로 단백질을 보충할 수 있는 자연식품이니 명심하자. 하루에 2~3개 정도 먹으면 적당하다.

견과류

견과류는 비타민과 무기질이 풍부하다. 특히 다양한 견과류가 포장된 '하루 견과' 같은 제품을 먹자. 종합 영양제가 따로 필요 없다. 씹는 즐거움도 있어서 과자를 먹고 싶거나 출출할 때 하나씩 꺼내어 먹자. 단, 견과류를 너무 자주 많이 먹으면 변비에 걸릴 위험이 있으니 하루에 한 봉지 정도만 먹는 편이 좋다.

방울토마토

방울토마토는 다이어트에 아주 유용한 식품이다. 한 알씩 먹는 재미도 있고 칼로리도 무척 낮다. 식이섬유가 풍부해서 건강에도 좋다. 간식뿐만 아니라 식사에도 활용하자. 샐러드에 넣어 먹어도 좋고, 고기를 구울 때 같이 구워도 맛이 좋다. 다만 요즘 생산되는 단맛이 강한 토마토는 애조에 구매하지 말자. 이왕 다이어트 간식을 먹을 거라면 일반 방울토마토를 먹는 게 좋다.

빵

빵에 포함되는 당질과 포화 지방산은 다이어트에 쥐약이다. 아무리 좋은 버터를 쓴다고 해도, 밀가루와 버터가 혼합된 빵은 줄이는 편이 좋다. 둘 중 한 가지만 들어간 빵도 있으니 참고하자.

밀가루로만 구성된 빵은 유럽에서 주식으로 먹는 바게트나 베이글, 깜빠뉴 같은 종류이다. 버터 대신 올리브 오일을 사용해서 만드는 것이다. 그러나 유럽 사람들은 보통 이 빵을 밥으로 먹는다. 간식으로 먹으려면 아주 소량만 먹어야 의미가 있다. 더욱이 레스토랑에서 식전 빵을 먹을 때처럼 빵에 올리브 오일을 곁들여 먹으면 당질의 흡수 속도가 느려지니 적극 활용하자.

밀가루 없이 버터로만 이루어진 빵도 있다. 키토 빵이라고도 불리며 스콘이나 타르트, 카스텔라 등 다양한 종류로 판매된다. 아몬드 가루를 사용하므로 저탄수 다이어트를 할 때에 도움이 된다. 당질 함량이 낮은 편이라서 비교적 건강한 편이다.

그러나 명심할 것은 다이어트에 좋은 간식만을 찾다가 강박이 생기지 않도록 하는 것이다. 과한 통제는 금물이며 건강한 식습관을 위해 간식 종류를 바꾸는 정도로만 조절하자.

다이어트 도중
음주 팁

알코올은 높은 열량을 가지고 있다. 하지만 높은 열량에 비해 몸에 축적되지는 않는다. 칼로리는 몸에 발생시키는 열량을 나타내는 것이므로, 몸에 축적되는 정도는 다른 문제이다. 음식을 줄이고 칼로리를 높이면 살이 찌는지 실험한 적 있다.[1] 오히려 체중이 점점 감소했다.

술은 두 종류가 있다. 증류주와 이외 주류이다. 증류주 이외 주류들은 당질이 포함되어 있을 확률이 높다. 특히 맥주, 와인, 막걸리, 청주 같은 발효를 통해 만들어지는 술과, 과일주나 칵테일은 당질이 높다. 증류를 거친 소주, 고량주, 보드카, 위스키 등은 도수가 높지만, 당질이 적다. 독한 술이 다이어트에 그나마 적합하다.

증류주를 마시더라도 그 주변 환경에 대해 고려해야 한다. '그린라이트' 다이어트는 관리를 목적으로 한다. 하지만 술에 취하게 될 경우 관리를 할 수 없게 만든다. 안주로 배를 채우고도 술이 들어가면 또 안주를 찾게 된다. 관리 차원에서 과한 음주를 권장하지 않는다.

적정 음주량에 대한 기준이 마련되어있다.[2] 평균적으로 여자는 1

---

[1] https://m.health.chosun.com/svc/news_view.html?contid=2017071702158
[2] 미국 국립보건원 알코올남용중독연구소(NIAAA) 가이드라인 (출처: 국립부곡병원 홈페이지)

잔, 남자는 2잔이다. 스스로 관리하지 못한다면 되도록 피하자. 음주를 통해 섭취하는 당질이 이미 있으므로 안주로 탄수화물 섭취는 절제하자. 오히려 단백질이나 식이 섬유를 먹자. 특히 비타민 B군이 풍부하게 함유된 식품을 먹으면 숙취 개선과 알코올 분해에 좋으니 비타민 B군이 들어간 음식을 먹자.

다이어트 도중 소스 팁

"다이어트 하는 동안 샐러드 먹을 때, 소스는 꼭 빼세요."

소스는 설탕과 기름으로 만들었다. 살이 찌는 것은 분명하다. 하지만 비교적 살이 덜 찌는 종류도 있다.

매운 맛	고소한 맛	새콤한 맛	짭짤한 맛
타바스코 핫 소스	엑스트라 버진 올리브오일	하인즈 무설탕 케찹	된장/쌈장/간장
후이퐁 스리라차 칠리소스	생들기름	사워크림	새우젓
동원 저칼로리 스위트 칠리소스	생참기름	사과식초	소금/후추
하인즈 옐로우 머스타드	월든팜스 칼로리프리 랜치 소스	청정원 라임파인애플 무지방 샐러드 소스	곰곰 오리엔탈 드레싱
테메레 홀그레인 머스타드		치리오 토마토 소스	
크러쉬드 레드 페퍼			

음료 다이어트 메뉴 정리

아이스 유스베리

0kcal 음료이지만, 새콤한 맛이다. 어린잎으로 만든 백차라 카페인도 없다. 5mg 정도 들어있으니 거의 없다고 봐도 괜찮다.

열량	탄수화물	당류	카페인
0kcal	0g	0g	5mg

아이스 민트 블렌디드 티

또 다른 0kcal 음료이다. 카페인이 거의 들어 있지 않은 민트 음료다. 스피어민트 페퍼민트, 레몬머틀을 블랜딩했다. 상큼한 느낌이 들지만 당이 없고, 민트향을 싫어하는 사람들은 호불호가 갈린다.

열량	탄수화물	당류	카페인
0kcal	0g	0g	0mg

쿨라임 피지오

탄산 베이스의 청량한 음료

열량	탄수화물	당류	카페인
105kcal	28g	25g	110mg

에스프레소 프라푸치노

에스프레소 샷에 약간의 단맛이 더해진 프라푸치노

열량	탄수화물	당류	카페인
145kcal	16g	14g	150mg

바닐라 ○○ 더블 샷

더블 샷 믹스에 바닐라 시럽을 넣고 에스프레소 샷, 얼음을 섞어 핸드 쉐이킹한 음료

열량	탄수화물	당류	카페인
125kcal	16g	14g	150mg

아이스 자몽 허니 블랙 티

새콤한 자몽과 달콤한 꿀에 블랙 티를 블렌딩한 음료

열량	탄수화물	당류	카페인
125kcal	31g	30g	30mg

딸기 아사이 레모네이드 리프레셔

딸기, 아사이베리 주스와 레모네이드가 블렌딩 된 음료

열량	탄수화물	당류	카페인
105kcal	25g	24g	30mg

바닐라 크림 콜드브루

콜드브루에 바닐라 크림이 더해진 깔끔하고 달콤한 음료

열량	탄수화물	당류	카페인
125kcal	11g	11g	155mg

오트 콜드 브루

오트 우유에 콜드브루를 더해 달콤하고 고소한 음료

열량	탄수화물	당류	카페인
120kcal	20g	14g	65mg

망고 패션 티 블렌디드

망고 패션프루트 주스와 패션 탱고 티가 어우러진 음료

열량	탄수화물	당류	카페인
150kcal	35g	29g	0mg

○ 음료 다이어트 메뉴 조합

카페라떼를 마시고 싶다면?
우유를 저지방 / 무지방으로 변경

제주 유기농 말차로 만든 크림 프라푸치노를 마시고 싶다면?
두유/무지방 우유로 변경, 휘핑크림&기본 시럽 빼기,

바닐라 시럽 1/2 넣기

에스프레소 프라푸치노를 마시고 싶다면?
무지방 우유로 변경, 휘핑 크림 빼기, 라이트 시럽으로 변경

콜드브루 오트 라떼를 마시고 싶다면?
시럽 한 번으로 변경

자몽 허니 블랙티를 마시고 싶다면?
클래식 시럽 빼기, 허니자몽소스 2번으로 변경, 블랙티 많이

○ 음료별 메뉴 평가

음료는 배가 빨리 꺼지므로 식사 대용으로는 하지 말자. 위에 좋지 않다. 당이 높은 음료는 살이 빨리 찐다. 살이 왜 찌는지 모르면 음료를 검토해 보자.

아메리카노 ★★★★★

원두에서 추출한 샷에 물을 섞은 것으로 씁쓸하고 고소한 맛.
열량과 탄수화물이 적고 지방이 없어 다이어트에 효과적

열량	탄수화물	당류	단백질	지방
10kcal	2g	0g	1g	0g

카페 라떼 ★★★

원두에서 추출한 샷에 우유를 섞은 것으로 고소한 맛. 열량과 탄수화물이 비교적 낮아 다이어트에 나쁘지 않음

열량	탄수화물	당류	단백질	지방
110kcal	9g	8g	6g	6g

돌체 라떼 ★

연유가 들어가 달콤한 라떼로 열량, 탄수화물, 당류가 모두 높아 다이어트에 도움 안 됨

열량	탄수화물	당류	단백질	지방
230kcal	38g	35g	10g	4g

카라멜 마끼아또 ★

바닐라 시럽과 카라멜 드리즐이 뿌려진 라떼로 열량, 탄수화물, 당류가 높아 다이어트에 도움 안 됨

열량	탄수화물	당류	단백질	지방
190kcal	23g	22g	6g	8g

자몽 허니 블랙 티 ★★★

자몽과 블랙 티를 블렌딩해 만든 것으로 달달하고 씁쓸한 맛. 열량은 낮으나 당류가 높아 다이어트에 나쁘지 않은 정도

열량	탄수화물	당류	단백질	지방
125kcal	31g	30g	0g	0g

자바칩 프ㅇ푸치노 *

우유와 커피, 초코칩이 들어간 음료. 열량과 탄수화물, 단백질 모두 높아 다이어트에 도움 안 됨

열량	탄수화물	당류	단백질	지방
340kcal	52g	42g	6g	14g

초콜릿 크림 칩 프ㅇ푸치노 *

우유와 초콜릿 칩이 주재료인 달콤한 프ㅇ푸치노. 열량과 탄수화물 단백질이 많아 다이어트에 도움 안 됨

열량	탄수화물	당류	단백질	지방
300kcal	44g	40g	6g	12g

딸기 딜라이트 요거트 블렌디드 *

딸기시럽과 요거트를 블렌딩한 음료. 열량과 탄수화물, 당류가 높아 다이어트에 도움 안 됨

열량	탄수화물	당류	단백질	지방
370kcal	63g	57g	9g	8g

시그니처 초콜릿 *

초콜릿과 우유를 블렌딩한 달콤한 음료. 열량과 탄수화물, 당류가 높아 다이어트에 도움 안 됨

열량	탄수화물	당류	단백질	지방
325kcal	38g	32g	10g	17g

딸기 라떼 ***

딸기청과 우유를 블렌딩한 달콤한 음료. 열량이 비교적 낮아 다이어트에 나쁘지 않음

열량	탄수화물	당류	단백질	지방
150kcal	26g	24g	3g	3.5g

○ 카페 다이어트 푸드 추천

바비큐 치킨 치즈 치아바타

부드러운 치아바타에 양념된 바비큐 치킨, 베이컨, 치즈가 들어간 샌드위치

열량	탄수화물	당류	단백질	나트륨
320kca	43g	5g	19g	877mg

햄&루꼴라 올리브 샌드위치

햄, 토마토, 루꼴라, 모짜렐라 치즈, 올리브가 박힌 치아바타 샌드위치

열량	탄수화물	당류	단백질	나트륨
353kcal	42g	3g	17g	781mg

치킨 클래식 샌드위치

닭가슴살, 베이컨, 달걀, 토마토를 넣은 클래식 샌드위치

열량	탄수화물	당류	단백질	나트륨
411kcal	36g	2g	24g	993mg

B.E.L.T 샌드위치

베이컨, 달걀, 로메인 상추, 토마토가 들어간 샌드위치

열량	탄수화물	당류	단백질	나트륨
448kcal	47g	5g	20g	976mg

오가닉 프로틴 그릭 요거트 & 그래놀라

꾸덕한 그릭 요거트와 그래놀라

열량	탄수화물	당류	단백질	나트륨
242kcal	26g	15g	13g	91mg

한 입에 쏙 우리 과일칩 (딸기&사과)

딸기와 사과를 동결건조한 과일 스낵

열량	탄수화물	당류	단백질	나트륨
35kcal	8g	6g	1g 미만	5mg

한 입에 쏙 공주 알밤

공주 밤을 쪄낸 간식

열량	탄수화물	당류	단백질	나트륨
120kcal	27g	2.2g	2.7g	0mg

오도독 건강한 넛&블루베리

견과류와 블루베리가 들어간 스낵

열량	탄수화물	당류	단백질	나트륨
180kcal	9g	3g	6g	1mg

리얼 두부칩

두부를 넣고 쌀가루로 반죽해서 오븐에 구운 두부칩

열량	탄수화물	당류	단백질	나트륨
155kcal	30g	5g	4g	190mg

유산균 옐로푸드 셰이크

귀리, 수수, 바질씨드가 함유된 셰이크

열량	탄수화물	당류	단백질	나트륨
130kcal	23g	11g	6g	115mg

하루 한 컵 RED+

사과와 방울토마토가 들어간 한 컵 스낵

열량	탄수화물	당류	단백질	나트륨
165kcal	그 외 영양성분 미 표기			

케이크 메뉴 정리

15g 기준, 열량이 500kcal 이상이면 5번, 열량이 500kcal 이하면 3번에 나눠 먹는 걸 추천한다.

부드러운 생크림 카스텔라

열량	탄수화물	당류	단백질	지방
575kcal	47g	30g	9g	39g

초콜릿 생크림 케이크

열량	탄수화물	당류	단백질	지방
456kcal	35g	23g	7g	132g

블루베리 치즈 케이크

열량	탄수화물	당류	단백질	지방
750kcal	68g	63g	10g	148g

스트로베리 초콜릿 생크림

열량	탄수화물	당류	단백질	지방
615kcal	37g	37g	14g	24g

티라미수

열량	탄수화물	당류	단백질	지방
475kcal	24g	24g	15g	26g

아이스 박스

열량	탄수화물	당류	단백질	지방
775kcal	36g	36g	14g	37g

바스크 치즈 케이크

열량	당류	단백질	포화지방
451kcal	29g	8g	21g

우유크림 롤

열량	당류	단백질	포화지방
285kcal	19g	5g	10g

피칸파이

열량	당류	단백질	포화지방
527kcal	23g	9g	7g

다이어트 시
빵 섭취 가이드

○ 1회 제공량 기준

중량(g), 열량(kcal), 당류(g/%), 단백질(g/%), 포화지방(g/%), 나트륨(mg/%)

나트륨은 신경을 써야 하며, 모든 빵은 얼렸다가 자연해동 시키면 다시 먹을 수 있다. 반만 섭취하게 된다면 얼려 놓자. 별은 최대 세 개로 했으며, 별이 낮을수록 피하는 편이 좋다. 각 빵은 별의 개수와 상관없이 섭취하면 괜찮은 양을 표시해두었다.

애플파이

식사 대용 탄수화물로 하나 다 먹어도 괜찮다.

중량	열량	당류	단백질	포화지방	나트륨
70g	245kcal	4g/4%	3g/5%	10g/67%	230mg/12%

발효버터명란소금빵

식사 대용 탄수화물로 하나 다 먹어도 괜찮다.

중량	열량	당류	단백질	포화지방	나트륨
65g	255kcal	5g/5%	5g/9%	7g/47%	560mg/28%

갈릭버터바게뜨

식사 대용 탄수화물로 하나 다 먹어도 괜찮다.

중량	열량	당류	단백질	포화지방	나트륨
80g	300kcal	6g/6%	6g/11%	1.6g/11%	420mg/21%

크룽지

하나 다 먹어도 괜찮다.

중량	열량	당류	단백질	포화지방	나트륨
28g	115kcal	9g/9%	1g/2%	3.5g/23%	100mg/5%

굿모닝롤

우유식빵과 비슷하다. 두 개까지 괜찮다. 식사 대용 탄수화물로 좋다.

중량	열량	당류	단백질	포화지방	나트륨
100g	310kcal	13g/13%	8g/15%	3.8g/25%	340mg/17%

올리브치즈 베이글

식사 대용 탄수화물로 괜찮다.

중량	열량	당류	단백질	포화지방	나트륨
100g	345kcal	7g/7%	10g/18%	3.3g/22%	770mg/39%

토종효모빵

단백질이 많고 당류가 낮아 식사 대용으로 좋지만 크기가 크니 반 정도 먹자.

중량	열량	당류	단백질	포화지방	나트륨
296g	785kcal	11g/11%	28g/51%	4.1g/27%	1240mg/62%

치즈스틱

하나 다 먹어도 괜찮다.

중량	열량	당류	단백질	포화지방	나트륨
65g	105kcal	2g/2%	1g/1%	1.2g/8%	115mg/6%

초코소라빵

하나 다 먹어도 괜찮다.

중량	열량	당류	단백질	포화지방	나트륨
65g	205kcal	9g/9%	4g/7%	3.7g/25%	150mg/8%

크라상

하나 다 먹어도 괜찮다.

중량	열량	당류	단백질	포화지방	나트륨
53g	240kcal	5g/5%	4g/7%	9g/60%	220mg/11%

미니 찹쌀도넛

두 개 정도 괜찮다.

중량	열량	당류	단백질	포화지방	나트륨
35g	140kcal	6g/6%	2g/4%	0.6g/4%	140mg/7%

롤치즈 브레드 (1/2)

식사 대용 탄수화물로 괜찮다.

중량	열량	당류	단백질	포화지방	나트륨
275g	285kcal	5g/5%	9g/16%	0.6g/40%	550mg/28%

명품 고기잡채고로케

튀김이니 반만 먹자.

중량	열량	당류	단백질	포화지방	나트륨
115g	370kcal	7g/7%	8g/15%	3.5g/23%	410mg/21%

매콤 제육고로케

역시 튀김이니 반만 먹자.

중량	열량	당류	단백질	포화지방	나트륨
100g	325kcal	7g/7%	8g/15%	3.4g/23%	410mg/21%

길어서 더 든든한 롱롱소시지빵

소시지의 나트륨이 높으니 반씩 잘라 먹자.

중량	열량	당류	단백질	포화지방	나트륨
168g	490kcal	12g/12%	17g/31%	9g/60%	1130mg/57%

소보루빵

반만 먹자.

중량	열량	당류	단백질	포화지방	나트륨
85g	330kcal	16g/16%	7g/13%	6g/40%	220mg/11%

탱글탱글 뽀드득 소시지

소시지의 나트륨을 고려해 반씩 먹자.

중량	열량	당류	단백질	포화지방	나트륨
134g	355kcal	11g/11%	14g/25%	6g/40%	780mg/39%

메론크림빵

반만 먹자.

중량	열량	당류	단백질	포화지방	나트륨
104g	335kcal	17g/17%	6g/11%	2.8g/25%	250mg/13%

촉촉한 몽블랑

1/6만 먹자.

중량	열량	당류	단백질	포화지방	나트륨
170g	675kcal	27g/27%	10g/18%	25g/167%	660mg/33%

우유생크림빵

반만 먹자.

중량	열량	당류	단백질	포화지방	나트륨
104g	340kcal	11g/11%	5g/9%	2.9g/19%	190mg/10%

양파치즈브레드

1/3 정도 먹자.

중량	열량	당류	단백질	포화지방	나트륨
246g	805kcal	15g/15%	21g/38%	10g/67%	1160mg/58%

단팥빵

반만 먹자.

중량	열량	당류	단백질	포화지방	나트륨
110g	275kcal	18g/18%	8g/15%	2.5g/17%	190mg/10%

카스테라

반만 먹자.

중량	열량	당류	단백질	포화지방	나트륨
80g	255kcal	21g/21%	6g/11%	2.8g/19%	80mg/4%

슈크림빵

반만 먹자.

중량	열량	당류	단백질	포화지방	나트륨
84g	250kcal	13g/13%	6g/11%	3.1g/21%	180mg/9%

다크초코츄잉스타

반만 먹자.

중량	열량	당류	단백질	포화지방	나트륨
54g	240kcal	5g/5%	2g/4%	7g/47%	115mg/6%

달콤한 연유바게뜨

크림이 겹겹이 발려 있으니 여러 조각으로 나누어 먹자.

중량	열량	당류	단백질	포화지방	나트륨
150g	550kcal	16g/16%	10g/118%	13g/87%	700mg/35%

추억의 고구마생크림빵

반만 먹자.

중량	열량	당류	단백질	포화지방	나트륨
110g	405kcal	14g/14%	7g/13%	14g/93%	3230mg/16%

우유 듬뿍 연유브레드(대)

두 장씩 먹자.

중량	열량	당류	단백질	포화지방	나트륨
100g	1110kcal	41g/41%	19g/135%	33g/220%	1160mg/58%

다이어트 시
파스타 섭취 가이드

통밀 파스타를 시키길 추천한다.

혈당 스파이크가 덜 일어나야 한다.

크림 파스타 (300g) ★★

크림 베이스 파스타로 부드럽고 꾸덕꾸덕한 맛. 열량, 탄수화물과 단백질이 많다.

열량	탄수화물	단백질	지방	당류
620kcal	70.5g	19.4g	28.9g	4g

토마토 파스타 (300g) ★★★★

토마토소스가 올라간 파스타로 가장 대중적인 스타일. 상대적으로 열량이 적은 편이다.

열량	탄수화물	단백질	지방	당류
381kcal	63g	7g	10g	8g

로제 파스타 (300g) ★★

크림과 토마토의 중간 지점에 위치한 파스타. 열량이 높은 편이다.

열량	탄수화물	단백질	지방	당류
549kcal	82g	12g	19g	3g

바질페스토 파스타 (225g) ★★★★

바질페스토를 입힌 파스타로 향긋하고 건강한 맛. 당류가 적고 열량이 높지 않다.

열량	탄수화물	단백질	지방	당류
425kcal	64g	10g	13g	0.7g

알리오올리오 파스타 (302g) ★★★★

올리브 오일 베이스 파스타로 경우에 따라 해물, 마늘, 고추와 함께 요리함. 탄수화물이 높은 편이나 열량은 적다.

열량	탄수화물	단백질	지방	당류
465kcal	75.2g	12.38g	13.47g	7.94g

샐러드 파스타 (326g) *****

샐러드와 파스타 면을 섞은 차가운 요리. 열량, 탄수화물, 지방, 당류 모두 낮다.

열량	탄수화물	단백질	지방	당류
327kcal	56g	15g	4.8g	2g

봉골레 파스타 ***

조개가 들어간 오일 파스타로 열량, 지방, 당류가 높다.

열량	탄수화물	단백질	지방	당류
780kcal	74g	19g	45g	18mg

비프 라구 파스타 (265g) **

다진 고기와 채소를 끓여 만든 라구 소스 베이스. 고기가 들이기 단백질이 많고 탄수화물과 열량이 적다.

열량	탄수화물	단백질	지방	당류
456kcal	56g	22g	16g	12mg

성분 출처: 식품의약품안전처
단위: 열량(kcal), 그 외(g)

다이어트 시
떡볶이 섭취 가이드

떡볶이는 먹지 않는 것을 추천한다. 하지만 본문에서도 강조했듯 평생 입에도 안 댈 수는 없다. 양파나 양배추를 먼저 먹고 오뎅, 떡 순으로 먹어라. 통밀떡이나 곤약떡이 있다면 시도해 보길 추천한다. 떡볶이마다 열량이 천차만별이니 아래의 표를 참고해 섭취하자.

엽**볶이 기본 ★★
매콤하고 다양한 토핑이 들어가 중독적인 맛

열량	탄수화물	단백질	지방
167kcal	31.9g	4.2g	3.2g

삼**식 마라로제 ★★
마라와 로제를 합친 꾸덕꾸덕한 소스로 자극적인 맛

열량	탄수화물	단백질	지방
159kcal	218g	4g	6.2g

배* 로제 ★

자극적인 로제 소스와 떡이 주재료

열량	탄수화물	단백질	지방
347kcal	60.5g	7.6g	3.5g

우리할**볶이 가래떡 떡볶이 ★

매콤한 소스와 두꺼운 가래떡 위주의 떡볶이

열량	탄수화물	단백질	지방
350kcal	104.2g	9g	1.3g

청*다방 차돌떡볶이 ★★★

달달한 소스에 차돌박이가 올라가 열량이 비교적 낮음

열량	탄수화물	단백질	지방
201kcal	41.6g	5.5g	1.4g

신*떡볶이 치즈떡볶이 ★★

자극적인 소스에 떡 위주의 치즈떡볶이

열량	탄수화물	단백질	지방
226kcal	41.6g	5.5g	1.4g

응*실국물떡볶이 ★★★

국물이 많고 매콤하며 토핑이 다양함

열량	탄수화물	단백질	지방
150kcal	26.3g	5g	2.8g

죠*떡볶이 ★★

달달하고 자극적인 떡볶이

열량	탄수화물	단백질	지방
210kcal	43.2g	3.7g	2.6g

출처: 필라이즈
단위: 100g 기준 열량(kcal), 그 외(g)

에필로그

편리한 시대를 살아가고 있다. 가까운 거리도 차를 타는 것이 습관이고, 음식도 별다른 노동 없이 쉽게 포장해 먹는다. 반 조리 식품을 구입해서 간단하게 익혀 먹으면 몸을 움직일 필요도 없다. 물론 자연식을 이어가는 경우도 많지만, 세상은 점점 간단해지고 있다.

나를 찾아온 사람들의 다이어트 전과 후를 보면 역시 최고의 성형은 다이어트라는 것을 실감한다. 모두 예뻐지고 튼튼해졌다. 몸매도 가꾸고 건강도 되돌리는 다이어트! 가혹한 다이어트와 요요가 스트레스였다면 이제 악순환에서 벗어나자. 올바른 다이어트는 자신에게 맞는 운동과 식생활, 그리고 습관을 찾아가는 과정이다.

과도한 다이어트에 지쳤다면 과감하게 쉰다. 다시 시작하고 싶다는 생각이 들 때 움직이면 된다. 진정한 결단은 변화를 불러온다. 오늘의 나를 면밀히 관찰하고 습관을 분석해 신중하게 행동으로 옮기자. 인간은 실천하는 자와 실천하지 않는 자로 구분된다. 결과는 한두 달만 지나도 얼굴에 나타난다. 자기만의 속도로 건강한 다이어트를 지속하다 보면 병들었던 몸과 마음이 회복되어 건강하고 충만한 삶을 살게 될 것이다.

그린 라이트 다이어트

초판 1쇄 발행 2024년 8월 5일
저자 김근혜
펴낸이 김영근
편집 김영근 최승희
디자인 강초원
펴낸곳 마음 연결
주소 경기도 수원시 팔달구 인계로 120 스마트타워 1318
이메일 nousandmind@gmail.com
출판사 등록번호 251002021000003
ISBN 9791193471159
값 17000